ARCACHON
VILLE D'ÉTÉ, VILLE D'HIVER

TOPOGRAPHIE

ET

CLIMATOLOGIE MÉDICALES

PAR

Le Docteur Fernand LALESQUE

Ancien interne des Hôpitaux de Paris
Lauréat de la Société de Biologie (Prix Godard 1882).

PHOTOTYPIES — CARTE GÉOGRAPHIQUE — PLANCHE HISTOLOGIQUE — PROFILS DIVERS
TABLEAUX GRAPHIQUES HORS TEXTE

PARIS
G. MASSON, ÉDITEUR
LIBRAIRE DE L'ACADÉMIE DE MÉDECINE
120, BOULEVARD SAINT-GERMAIN, 120

1886

ARCACHON

PUBLICATIONS DU MÊME AUTEUR

1° Accouchement prématuré déterminé par un érysipèle ambulant chez une syphilitique. *In Bulletin Société clinique de Paris*, 1879.

2° Syphilis héréditaire tardive. *In Bulletin Société clinique de Paris*, 1879.

3° Des lavages utérins dans l'infection puerpuérale. *In Bulletin Société clinique de Paris*, 1879.

4° Étude clinique sur trois cas de luxation de la colonne vertébrale (Mémoire en collaboration avec A. Pousson, interne des hôpitaux). *In Revue mensuelle de médecine et de chirurgie*, juillet 1880.

5° Valeur de la pleurotomie dans le traitement de la pleurésie purulente. *Mémoire in Bulletin Société clinique de Paris*, août 1880.

6° Études critiques et expérimentales sur la circulation pulmonaire. Anatomie — Physiologie — Applications pathologiques. (Travail couronné par la Société de Biologie. Prix Godard 1882). *Thèse de doctorat*, Paris 1881. Chez Masson.

7° Sur le rejet des liquides par la plaie trachéale, à la suite de la trachéotomie. *Mémoire in Bulletin de la Société de médecine et de chirurgie de Bordeaux*, 1883.

8° De la suralimentation ou du gavage chez les tuberculeux. *Revue générale in Journal de médecine de Bordeaux*, nᵒˢ 35, 36, 37, 1884.

9° Analyses critiques de plusieurs thèses de doctorat et d'agrégation. *In Journal de médecine de Bordeaux.*

14485. — Imprimerie A. Lahure, rue de Fleurus, 9, à Paris.

ARCACHON

VILLE D'ÉTÉ, VILLE D'HIVER

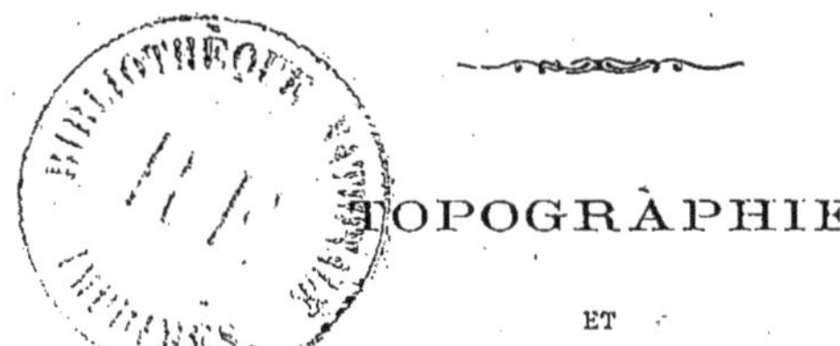

TOPOGRAPHIE

ET

CLIMATOLOGIE MÉDICALES

PAR

Le Docteur Fernand LALESQUE

Ancien interne des Hôpitaux de Paris
Lauréat de la Société de Biologie (Prix Godard 1882).

PHOTOTYPIES — CARTE GÉOGRAPHIQUE — PLANCHE HISTOLOGIQUE — PROFILS DIVERS
TABLEAUX GRAPHIQUES HORS TEXTE

PARIS

G. MASSON, ÉDITEUR

LIBRAIRE DE L'ACADÉMIE DE MÉDECINE

120, BOULEVARD SAINT-GERMAIN, 120

1886

A MON ONCLE

LE DOCTEUR AUGUSTE LALESQUE

DOCTEUR EN MÉDECINE DE LA FACULTÉ DE PARIS (1830)
ANCIEN VICE-PRÉSIDENT DU CONSEIL GÉNÉRAL DE LA GIRONDE
ANCIEN MAIRE DE LA TESTE-DE-BUCH
MÉDECIN HONORAIRE DE L'HÔPITAL

Hommage de respectueuse estime.

Fernand LALESQUE.

PRÉFACE

C'est le devoir de tout médecin praticien, dès qu'il arrive dans la contrée où il doit exercer l'art de la médecine, d'étudier les caractères généraux du milieu dans lequel il va se trouver en lutte avec la maladie. Cette influence du milieu sur la modalité clinique des maladies, sur le caractère physique et moral des habitants, est trop connue pour qu'il soit nécessaire de démontrer l'importance de semblable étude.

Ce devoir de la connaissance des lieux, du sol, du ciel, de l'eau, de tous les éléments en un mot qui concourent à l'évolution des êtres dans la nature, s'impose d'autant plus impérieux, que le médecin exerce dans une station d'hiver ou d'été, ou bien à la fois hivernale et estivale, comme c'est le cas pour Arcachon. C'est qu'alors l'étude du climat entre dans une phase nouvelle. Il ne s'agit plus seulement de savoir ses caractères généraux, mais de les posséder assez à fond pour en jouer comme d'un médicament. L'usage *thérapeutique* du climat consiste à faire servir chacune de ses particularités soit à combattre, atténuer, voire même guérir tels symptômes ou telles affections déterminés.

Apprendre pour soi-même, et pour ceux qui vous entourent c'est bien sans doute. Mais passer au rôle d'écrivain pour signaler les avantages et les inconvénients d'un climat, pour en indiquer la mise en usage, pour dire à ceux qui viennent y chercher la santé, sous quelles conditions ils pourront l'y trouver, pour faire savoir aux médecins étrangers ce qu'ils sont en droit de lui demander en faveur des malades qu'ils expatrient, c'est mieux..., mais aussi plus périlleux.

C'est là le motif et l'excuse de ce livre.

Les médecins ont beaucoup écrit sur Arcachon, et cependant peu de leurs travaux sont de longue haleine. Cela tient à ce que nombre d'entre eux, la presque totalité même, ne résidaient pas dans la ville un laps de temps suffisant pour faire une étude approfondie de ses conditions hygiéniques et climatologiques. Frappés lors d'un voyage par la beauté du site, par l'originalité propre à la ville forestière, ou bien émus de la cure d'un malade condamné, ils ont écrit leurs impressions dans des lettres, dans des brochures d'une lecture presque toujours attrayante et parfois d'une importance réelle. S'ils ne donnent pas (et ils ne le peuvent pas) une idée complète de notre station, du moins y trouve-t-on des vues d'une justesse réelle, des appréciations..., des prophéties même que les années, les résultats acquis sont venus confirmer. On trouvera dans le *Guide d'Arcachon*, publié par M. Massicault, toutes ces appréciations dont nous venons de parler.

Mais parmi les travaux ayant une allure scientifique réelle, nous devons citer ceux de Corrigan, du docteur Mess (de Copenhague) et de notre confrère le docteur G. Hameau. Nous aurons à les citer au cours de cette étude.

Corrigan avait envoyé un de ses clients, de Dublin, faire une cure dans la forêt d'Arcachon. Ce grand clinicien fut si étonné d'apprendre l'amélioration marquée survenue dans la santé de son malade, qu'il vint lui-même ici, avec l'intention bien formelle de voir, d'étudier les conditions climatologiques d'une station ayant pu produire un pareil résultat.

Il repartit enchanté de son séjour, de ce qu'il avait vu, de ce qu'il avait appris, et convaincu que de toutes les stations de France, Arcachon était celle qui, dans la majorité des cas, conviendrait le mieux à ses compatriotes. Non seulement il l'a pensé, mais encore il l'a écrit. Et lorsqu'en 1860-1861, Corrigan monta au fauteuil présidentiel de l'Académie de médecine de Dublin, il prononça son discours d'ouverture en prenant pour sujet : *Arcachon, sa forêt, son climat.* Le témoignage d'un confrère, qui s'est acquis dans la science une si grande place par ses études sur les maladies du cœur, nous est précieux.

Le docteur Mess visitait notre station en plein mois de décembre 1856, envoyé en mission officielle par son gouvernement. Son rapport, publié sous la forme d'un élégant petit volume, rend pleine justice à la ville envisagée sous ses deux aspects : Ville d'Hiver, Ville d'Été. Il n'est pas sans intérêt de lire les aperçus judicieux qui fourmillent dans ce travail.

Enfin le docteur G. Hameau faisait paraître, en 1866, deux brochures sur la climatologie d'Arcachon. Dans la première, il compare notre climat à celui de diverses stations soit de la Méditerranée, soit du Sud-Ouest. Dans le second, il passe en revue les effets du séjour dans la forêt, sur certaines affections pulmonaires. L'une et l'autre de ces publications, la dernière surtout, sont frappées au coin d'une saine et judicieuse observation. De tous les travaux écrits sur la station, ce sont, sans conteste, les plus importants.

En ce qui nous concerne, muni d'observations nouvelles, nous avons suivi une voie quelque peu différente, pour arriver, hâtons-nous de le dire, à des conclusions semblables, ou peu s'en faut. Notre but n'a pas été de faire une étude comparative, mais simplement d'étudier en lui-même, pour lui-même, le climat de notre station, de dire ce qu'il est, pourquoi il est, ce qu'il peut, ce qu'on est en droit de lui demander, évitant de nous laisser entraîner à des généralisations, à des comparaisons dignes d'intérêt sans doute, mais qui peuvent présenter bien des causes d'erreur. En somme, nous avons tenté d'écrire l'histoire *du climat de localité*, le seul qui, à notre avis, offre un intérêt réel.

Nous nous sommes en même temps et tout autant préoccupé des conditions topographiques du pays, dans leurs rapports avec l'hygiène; côté intéressant qui, jusqu'à ce jour, avait été laissé dans l'ombre.

Si bien que notre travail se divise en trois parties qui sont :

PREMIÈRE PARTIE : *Topographie générale.*

    I. Arcachon à vol d'oiseau.
    II. Le sol, la question de l'impaludisme, des fièvres intermittentes.
    III. La flore.
    IV. Les eaux potables.

DEUXIÈME PARTIE : *Climatologie.*

    I. La température.
    II. L'état hygrométrique (vapeurs, pluies).
    III. Les vents.
    IV. L'altitude.
Appendice. La neige.

TROISIÈME PARTIE. *Topographie spéciale.*

    I. La Ville d'été.
    II. La Ville d'hiver.

Tel est le plan de cet ouvrage, dont la mise au jour nous a coûté bien des efforts, bien des recherches. Que toutes les personnes qui ont bien voulu m'aider de leurs conseils, de leurs encouragements, reçoivent mes remerciements ! Mais je dois, avant tout, l'hommage de ma gratitude à l'honorable M. Laird Mac Grégor, pour ses précieuses notes, et à mon ami M. Marcel Ormières fils, auquel je dois la presque totalité des dessins et profils qui figurent dans ce travail.

Arcachon, juillet 1886.

ARCACHON

VILLE D'ÉTÉ — VILLE D'HIVER

PREMIÈRE PARTIE
TOPOGRAPHIE GÉNÉRALE

CHAPITRE PREMIER
ARCACHON A VOL D'OISEAU

I. Arcachon aux diverses époques de son développement. La ville
d'été, la ville d'hiver. — II. Arcachon actuel. Sa physionomie générale.

1

Arcachon aux diverses époques.

Quelques lignes rapides sur la physionomie d'Arcachon
aux diverses étapes de son développement ne me semblent
pas inutiles au début de ce travail. Elles feront connaître
l'aspect général du pays, et fixeront dans la mémoire du
lecteur le côté pittoresque de notre contrée, en même temps
qu'elles feront mieux saisir les modifications que lui a fait
subir l'essor rapide de la ville.

Arcachon, cette oasis charmante, placée au seuil des immenses landes de la Gironde, resta longtemps ignoré, inap-

précié, malgré la beauté de son site qui faisait dire au docteur Sébastian : « L'âme de celui qui va passer quelques jours à Arcachon s'épanouit sous l'impression d'une surprise agréable et d'un doux ravissement, à la vue d'un paysage inaccoutumé, car il faudrait aller jusque dans l'Inde pour trouver un endroit aussi charmant ». Malgré la douceur de son climat, malgré sa vaste baie sans vagues, malgré sa forêt toujours verte, notre localité demeura inconnue jusqu'en 1826, époque à laquelle le capitaine Legallais, qui avait fait de nombreux voyages dans l'Inde, vint sur la plage bâtir un hôtel et créer des bains de mer. Il éleva son premier établissement, en s'inspirant des constructions qu'il avait vues dans l'Inde, d'après le modèle d'un *bungalow* : maison à un étage, avec véranda circulaire, dans laquelle s'ouvrent toutes les chambres. « Le modèle a été universellement suivi et les bains d'Arcachon consistent en centaines d'habitations à peu près semblables, isolées entre des massifs de magnolias, d'arbousiers, d'orangers, etc..., donnant à toute cette localité la pittoresque apparence d'un groupe de bungalows indiens établis dans une clairière de pins américaine. » Telle se présentait notre station, en 1860, à un médecin illustre, Corrigan[1].

Mais n'anticipons pas sur la marche des événements, et voyons ce qu'était Arcachon vers 1840, c'est-à-dire quinze ans après l'arrivée du capitaine Legallais. Le docteur Sarraméa[2] va nous le dire :

« Lorsque pour la première fois, il y a vingt ans et plus, je visitai, par un beau jour d'automne, la côte méridionale

---

1. Corrigan, médecin ordinaire de la reine, en Irlande. *Discours d'ouverture prononcé devant l'Académie de médecine du Roi et de la Reine, à Dublin,* session 1860-61.

2. Isidore Sarraméa. *Un regard sur Arcachon,* 1860.

LES CHÊNES DE L'ALLÉE DE LA CHAPELLE EN 1845

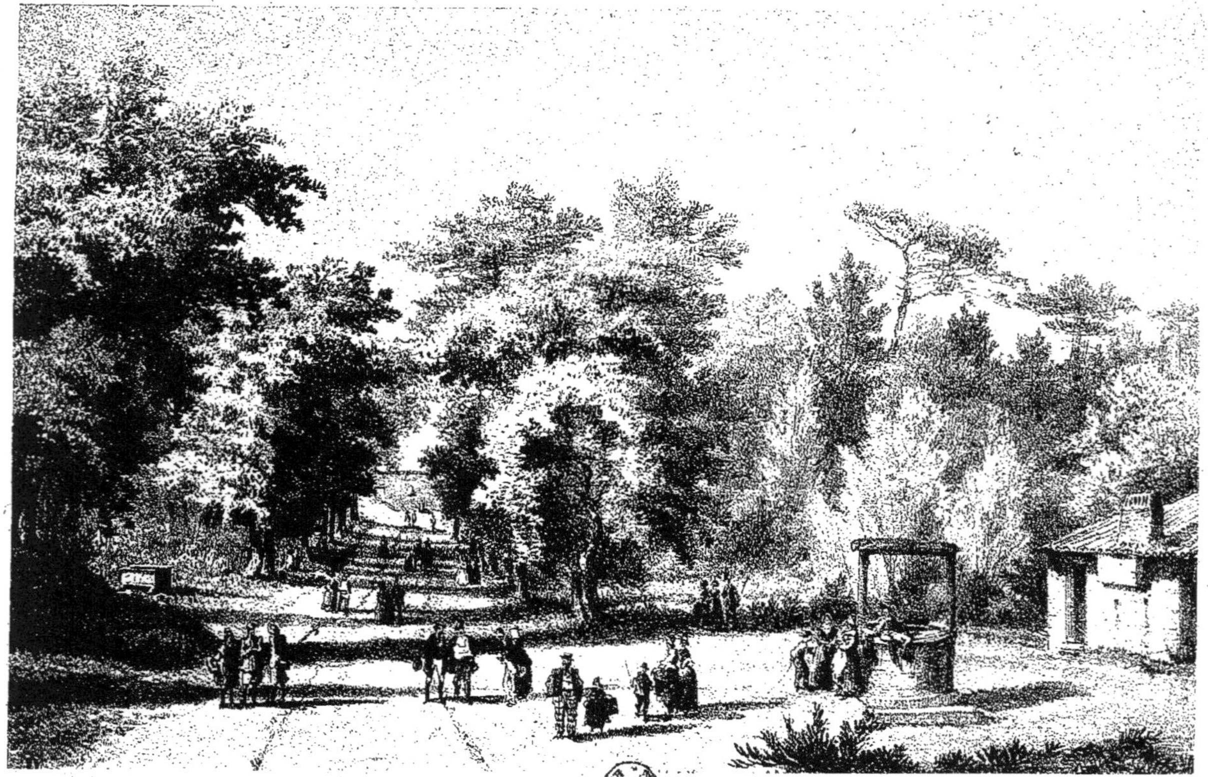

Réservoir à résine   Le Bassin   Puits comblé en 1883-84   Cabane de résiniers
(propriété Lalesque)

du bassin d'Arcachon, un spectacle saisissant de grandeur et
de nouveauté s'offrit à mes regards. Guidé dans mon explo-
ration par un vieux chasseur initié aux beautés inconnues de
ces giboyeuses contrées, je trouvai ample sujet à mon admiration.... Je contemplai avec ravissement ces magnifiques
déserts se déployant en face de l'Océan, à mes yeux étonnés.
Tout alors était calme dans ces belles savanes.

« Environnés de la majesté de ce bois, nous suivions les
sentiers étroits dessinés par les bûcherons. Au bruit de nos
pas se mêlaient seuls le murmure plaintif des flots, le frôle-
ment des feuillages, le tintement argentin de la clochette des
troupeaux en pâturage.

« Bientôt nous arrivions au sommet d'une haute montagne,
d'où l'œil, d'un côté se reposait sur les eaux paisibles d'un
vaste bassin, de l'autre plongeait sur celles toujours mouvantes de l'Atlantique, pour aller se perdre dans l'immen-
sité....

« Interrogeant avec avidité ces horizons sans fin, j'étais
conduit vers la plage formée d'un sable fin et moelleux se
déroulant en un long ruban sur une largeur à pente insen-
sible et des plus douces.

« Là encore tout était silence et repos. Une croix de bois
plantée sur le rivage annonçait la première habitation :
c'était sur une colline d'une splendide végétation, à l'extrémité d'une longue allée formée de chênes séculaires, la
modeste chapelle dédiée à la patronne des matelots[1]....

1. Cette splendide allée de chênes, objet de l'admiration des touristes, s'éten-
dait depuis les escaliers de la vieille chapelle jusqu'au bord de la plage. Chaque
année, le 25 mars, la procession des marins du littoral se déroulait sous cette
voûte ombragée et majestueuse. L'un des membres de la famille Lalesque en
fit la donation à la commune, alors de La Teste. Le 20 juin 1846, le Conseil
municipal présidé par le maire, M. le Dr Hameau père, accepta cette donation.
Mais, quoique propriété communale, l'allée de la Chapelle restait grevée d'un

« La forêt voyait les grands arbres de sa lisière, baigner leurs racines dans les dernières vagues de la marée montante, leurs cimes se mirer dans les eaux.

« De loin en loin apparaissaient quelques rares cabanes de pêcheurs formées de joncs marins, et plus rares encore quelques habitations en bois ou en rustique maçonnerie. Une seule maison de plaisance s'élevait, confortable et de bon goût, révélant chez son intelligent auteur un grand amour pour ce pays, et comme un pressentiment de sa prospérité future. » Sous la vigoureuse impulsion d'hommes de dévouement et de foi, la nouvelle station balnéaire ne tarda pas à prendre son essor. Et là, dans ces lieux mêmes, où Sarraméa ne trouvait qu'une solitude ensoleillée se mirant dans les flots, le docteur Rollet voyait, en 1859, une ville en plein développement.

« Avant de quitter la forêt, écrit-il[1], mes deux compagnons m'entraînèrent au sommet de la dune la plus élevée de cette contrée : c'était une surprise qu'ils m'avaient ménagée. Là, en effet, s'offrait à mes yeux le spectacle le plus inattendu, un des plus délicieux panoramas qu'il m'ait été donné d'admirer, à moi qui ai beaucoup voyagé. A l'est et à l'ouest se développait sous mes yeux cette immense forêt dont la cime des pins était seule visible, et formait un im-

---

droit d'usage; si bien qu'un jour d'hiver, en 1852, un habitant du pays, M. Moureau père, vint abattre ces magnifiques arbres, qui servirent en partie à la construction d'un bateau de plaisance ! « Pour réparer autant que possible cet acte de vandalisme, l'administration municipale a fait planter l'année suivante, l'allée des marronniers qui existe aujourd'hui. » (Oscar Dejean, *Arcachon et ses environs*, 1867.)

La cabane des résiniers occupait l'emplacement sur lequel s'élève la maison de M. Gourg. Quant au puits, il a été comblé en 1884, et se trouve exactement à l'angle de l'allée de la Chapelle et du cours Lamarque-de-Plaisance, près de la bordure du trottoir de gauche, en regardant vers la gare.

1. Dr Rollet. *Lettre publiée in Gazette des Eaux*, 27 janvier 1859.

LA PLAGE VERS 1847

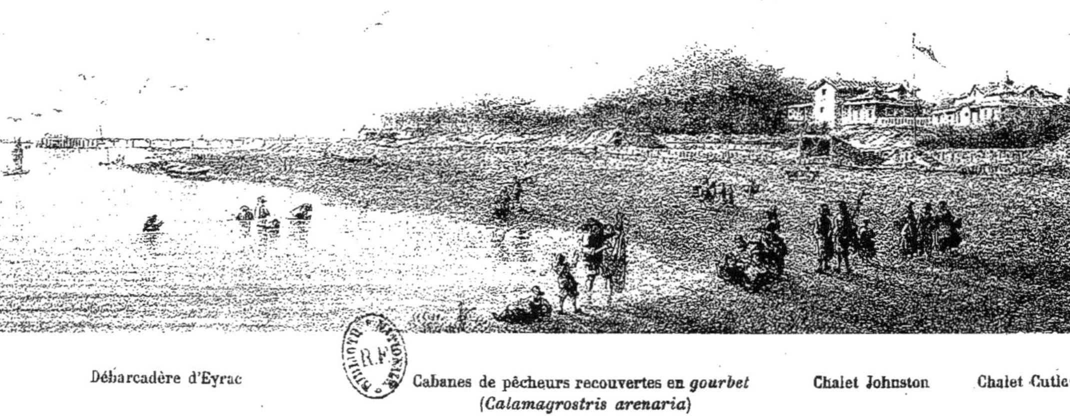

mense tapis de verdure, ondulé de mille façons, suivant les accidents de terrain formés par les dunes dans lesquelles ces arbres plongent leurs racines ; au sud on aperçoit les grandes landes en voie de fertilisation ; au nord enfin, la ville d'Arcachon avec son magnifique château, ses mille chalets bordant la plage sur une ligne de plus de trois kilomètres de longueur, ses monuments religieux pour toutes les croyances ; puis le bassin qui a donné son nom à la ville ; puis le vaste Océan dont on voit blanchir les vagues qui viennent se briser contre la pointe du Sud et le cap Ferret. Ce spectacle me plonge dans le ravissement. »

Arcachon en tant que ville de bains de mer, avait donc une existence réelle à cette époque-là. Son succès devait aller sans cesse s'accroissant. Mais là n'allait pas s'arrêter cet essor. L'homme retirera encore de plus grands bénéfices des trésors que la nature avait amoncelés dans ce coin de terre. Dès 1845, le docteur Pereyra[1] l'avait bien compris : cette vaste forêt toujours verte, abritée par endroits dans les ondulations des dunes, baignée de soleil, répandant dans l'atmosphère tiède ses senteurs balsamiques, ne fallait-il pas l'utiliser dans le traitement des affections pulmonaires? Praticien intelligent et convaincu, il avait rêvé là une ville tout entière, avec sa caractéristique propre, sa physionomie spéciale. Il en avait choisi l'emplacement. Son rêve devait se réaliser, grâce à l'intervention puissante de M. Émile Péreire, qui obtint de l'État la concession d'une partie de la forêt d'Arcachon pour y bâtir une ville nouvelle : *la Ville d'hiver.*

Nous sommes en 1863. Quatre villas construites par la

1. Émile Pereyra. *Traité de la phthisie pulmonaire*, 1843.

Compagnie du Midi s'élèvent en pleine forêt. « Le rêve de Pereyra a pris corps. L'Arcachon d'hiver est créé. Mais les temps avaient trop tardé. Nouveau Moïse, le promoteur ardent de ce gigantesque projet ne devait pas voir la terre promise[1].... »

Pereyra était mort (sept. 1858)!

II

Arcachon actuel. Sa physionomie générale.

Arcachon se trouve entre le 44° 40' de latitude nord et le 3° 30' de longitude ouest, au fond du golfe de Gascogne, sur la rive méridionale du bassin qui lui donne son nom.

Cette rive méridionale se déroule sous forme d'un large ruban, depuis la *pointe de Bernet* (propriété Péreire) jusqu'à la *pointe de l'Aiguillon*, sur un parcours qui n'a pas moins de six kilomètres. Parallèlement à la rive, court une ligne de dunes. Dans cette langue de terre, comprise entre la mer et le pied de la dune, est bâtie la *Ville basse* ou *Ville d'été;* si bien que, baignée d'un côté par la mer, elle est de l'autre adossée à la dune.

Sa population fixe s'élève à 8000 habitants.

Elle peut être divisée en trois quartiers : 1° le quartier de la Chapelle et de l'Océan, plus particulièrement habité, l'été, par l'aristocratie de naissance et de fortune; 2° le quartier du Centre et de la Gare, qui est celui du commerce (denrées alimentaires, modes, etc.); 3° le quartier Saint-Ferdinand et de l'Aiguillon, autrefois connu par les originaires du pays, sous le nom de *Mouëngn* et qui a été le ber-

1. F. Dubarreau. *Arcachon : la plage, la forêt, la Ville d'hiver,* 1865.

LA PLAGE EN 1850

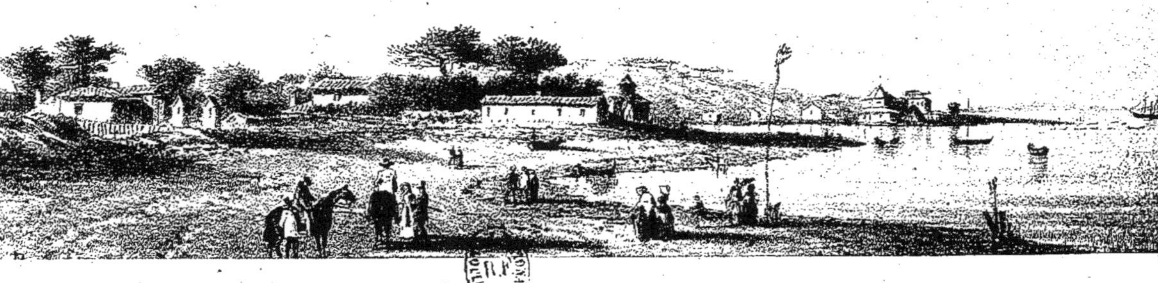

Établissement Lesca   La dune Pontac   L'ancien Casino
(Bains d'Eyrac)

ceau d'Arcachon. Ce quartier très populeux, tout aussi sain que les autres (nous y reviendrons), est le centre d'une grande activité commerciale; c'est là que sont les grands magasins ostréicoles. De ce quartier partent ces expéditions considérables d'huîtres et de poissons, qui constituent la ressource la plus importante, la plus réelle des industriels et des ouvriers du pays.

Pour bien comprendre la topographie de la *Ville d'hiver*, il faut examiner la côte tout le long du golfe de Gascogne. Là, l'action des vents dominants de la mer amoncelle le sable sur la rive et occasionne la formation de cordons de dunes plus ou moins considérables. Entre le bassin d'Arcachon et l'embouchure de l'Adour, ces dunes, les plus importantes des côtes de France et probablement de toute l'Europe, atteignent souvent de 60 à 80 mètres d'altitude et même jusqu'à 87 mètres, comme près de la Teste-de-Buch. Elles sont allongées, et courent parallèlement à la côte. Leur versant maritime est en pente douce, tandis que le versant opposé est assez abrupt. Telles sont la physionomie et la direction de la ligne principale des dunes. Mais d'autres amoncellements de sables, moins élevés, quoique atteignant de 10 à 30, 35 mètres marchent dans une direction inverse, et formen un prolongement de la chaîne principale, prolongement courant de l'ouest à l'est. Nous avons déjà vu l'une de ces lignes secondaires, marchant parallèlement à la rive méridionale du bassin d'Arcachon. La Ville d'hiver est bâtie dans une de ces gorges que forment l'intersection des lignes secondaires avec la ligne principale des dunes.

C'est là, sur le versant opposé à la mer, c'est-à-dire sur le versant est et sud, dans les ondulations des amoncellements sablonneux, que s'est élevée et abritée la station hivernale. Des

coquettes et somptueuses villas qui la peuplent, quelques-
unes sont construites sur la crête de la dune, sur le *plateau
de Peymaoü*, et participent à la fois de l'atmosphère maritime
et de l'atmosphère résineuse. Mais la plupart se dressent
au milieu des arbres, sur le versant méridional des dunes,
cachées dans leur gorge et chaudement abritées des vents.

L'aspect extérieur de la Ville d'hiver est unique. Notre station hivernale ne ressemble à aucune autre. Elle est sillonnée
de routes larges qui se déroulent sur les flancs de la dune,
se croisent, se bifurquent, bordées de jardins toujours verts
et fleuris. Les constructions surtout ont un cachet réel d'originalité. « On avait à lutter ici contre une mise en scène
ingrate. Il fallait rompre à tout prix le vert sombre du pin,
égayer de lumière, de couleurs, de tons, ces échappées immenses de troncs d'arbres. On y a jeté l'arc-en-ciel, et
chaque villa rayonne avec sa robe diaprée de pierres blanches,
de briques rouges, de joints bigarrés et d'ardoises bleues. »
(Dubarreau.)

Là, tous les genres, tous les styles se croisent, depuis le
simple chalet suisse jusqu'aux coupoles étincelantes du
Casino, dont l'architecture extérieure rappelle l'Alhambra de
Grenade. Partout, dans chaque villa l'artiste s'est plu à
fouiller les ciselures, à prodiguer les ornements, à enrichir
le dessin, à varier les coloris.

« Le pin lui-même a perdu sa monotonie, le volubilis,
grimpe autour de l'arbre, l'enlace de ses feuilles triangulées,
le cache sous ses grappes d'or, et le vieux géant se laisse
faire; il sourit à cette jeunesse et s'épanouit à cette fraî-
cheur. » (Dubarreau.)

La Ville d'hiver est presque exclusivement habitée par les
étrangers qui viennent chercher la santé sous un ciel plus

clément. On peut évaluer à deux mille la population mensuelle de cette partie d'Arcachon. Le nombre des villas est de 234.

Du haut de la *dune de Peymaoü*, ou mieux encore de l'observatoire qui s'y trouve, on peut embrasser d'un coup d'œil la topographie actuelle d'Arcachon, et comparer ce tableau à celui que décrivaient Sarraméa en 1840 et Rollet en 1859.

A nos pieds, nous voyons « dans les arbres, Arcachon, la ville élégante, ses toits bleus, ses pans de murs roses », la flèche gothique, finement ciselée, de la chapelle Notre-Dame, le clocher, plus modeste, de l'église paroissiale Saint-Ferdinand, les tourelles du château Deganne, la masse imposante du Grand-Hôtel; *devant nous*, le bassin, ses flots azurés et tranquilles, avec sa barrière de dunes à l'horizon; à *notre gauche* : le cap Ferret, l'Océan! et enfin *derrière nous*, la forêt profonde, ondulante, déchirée çà et là par les flèches aux mille formes, les toits aux tons bariolés des villas de la station hivernale.

Si la main de l'homme a rendu moins silencieuse, moins sauvage la physionomie de la contrée, elle ne lui a point ravi son côté pittoresque. Il nous suffit, pour en être convaincu, de lire ce qu'Élisée Reclus en dit : « Arcachon ressemble d'une manière étonnante à ces villes américaines qui s'installent en pleine forêt vierge et projettent leurs rues dans la solitude, sans se préoccuper des obstacles. En se promenant sur le bord de la petite mer intérieure des Landes, ceux qui connaissent la Louisiane pourraient se croire transportés à Madisonville, à la Passe-Christiane, à Pascagoula. Ce sont les mêmes constructions éparses et entourées d'arbustes, les mêmes collines couvertes de pins, le même bassin aux longues plages basses. De tous les côtés on voit s'élever de nouvelles constructions, des chalets suisses, des manoirs gothiques, des pavillons mauresques et jusqu'à des pagodes hindoues et des temples chinois. La ville grandissante trans-forme graduellement la forêt en un parc de plaisance, au moyen des allées sinueuses qu'elle projette au loin dans toutes les directions. »

Lorsque la ville fut érigée en commune, elle comptait 300 maisons, chalets ou chaumières, et près de 500 habitants sédentaires. Modeste, mais confiante dans l'avenir, elle prit pour devise :

Heri solitudo, Hodie vicus, Cras civitas !

Les temps ont marché avec une rapidité surprenante. Arcachon compte aujourd'hui 8,000 habitants sédentaires et une population flottante qui peut être évaluée ainsi que suit :

En juillet.	8,000 étrangers.
En août.	15,000 —
En septembre.	12,000 —
Les autres mois.	2,000 —

Ces chiffres sont plutôt au-dessous de la réalité.

Le nombre des maisons construites chaque année est curieux à faire connaître. Ainsi dans les années 1879, 1880, 1881, il a été bâti (chiffres officiels) :

En 1879.	100 maisons ou chalets.
1880.	120 — —
1881.	168 — —

On comprendra que la ville ait modifié sa devise en la réduisant aux deux termes extrêmes, qui expriment mieux la réalité :

Heri solitudo! Hodie civitas !

CHAPITRE II

LE SOL — LA QUESTION DE L'IMPALUDISME DES FIÈVRES INTERMITTENTES

I. **Le sol et le sous-sol d'Arcachon perméables**. Rôle des terrains arénacés et perméables. Les poussières. Le sol et le sous-sol du pays de
Buch : l'Alios. Ses caractères physiques. Sa composition. Sa structure. Ses
propriétés. *Sa perméabilité*. — II. **L'impaludisme, les fièvres intermittentes**. Les marais d'autrefois. Influence de l'ensemencement des dunes sur leur disparition et la disparition de la malaria. Les landes d'autrefois, les landes d'aujourd'hui, par O. Reclus. Influence négative du bouleversement des sables argileux ou quartzeux sur la reviviscence de la
malaria. Salubrité de tous les quartiers d'Arcachon. Innocuité des
crassats. Arcachon, refuge contre la fièvre intermittente.

L'homme aussi bien que les animaux et les végétaux vit
en connexion intime avec la terre : comme tous les êtres,
il est influencé par elle dans sa santé, dans ses maladies,
dans son habitus extérieur et son caractère. Cuvier l'a dit :
« Dans les pays où les lois, le langage sont les mêmes, un
voyageur exercé devine par les habitudes du peuple, par les
apparences de ses demeures, de ses vêtements, la constitution
du sol de chaque canton, comme d'après cette constitution,
le minéralogiste philosophe devine les mœurs et le degré d'ai-
sance et d'instruction. Nos départements granitiques produisent sur tous les usages de la vie humaine d'autres effets
que les calcaires ; on ne se logera, on ne se nourrira, le
peuple, on peut le dire, ne pensera jamais en Limousin ou
en Basse-Bretagne, comme en Champagne ou en Normandie.

Il n'est pas jusqu'aux résultats de la conscription qui n'aient été différents d'une manière fixe sur les différents sols [1]. »

Pour Arcachon, ville nouvelle, et formée en tant qu'habitants d'éléments disparates, nous ne pourrions, de l'étude du sol, tirer des déductions sur les caractères physiques et moraux de l'homme. Aussi, après avoir étudié les éléments constitutifs du sol et du sous-sol d'Arcachon et du pays de Buch, ne considérerons-nous que deux côtés de la question, importants à vrai dire : 1° l'influence de la constitution du sol sur la climatologie, 2° sur l'hygiène de la contrée.

I

Le sol. Le sous-sol.

Tandis que toute la portion des landes de la Gironde termine la série des terrains tertiaires de l'Aquitaine, Arcachon s'élève sur un sol plus moderne encore, et lorsqu'on jette les yeux sur une carte géologique de France, on peut voir une langue de terre, très étroite, très longue, courir de l'embouchure de la Gironde à l'estuaire de l'Adour, limitée d'un côté par la mer, de l'autre par le terrain tertiaire des landes, et formée par des alluvions : c'est la région des dunes. Arcachon est bâti sur ces alluvions, dont nous allons étudier la nature, et la formation.

Ce terrain moderne ou quaternaire est uniquement constitué par du sable ; et il faut entendre par ce mot sable : l'ensemble des grains indélayables dans l'eau, lors du lavage d'une terre. Ces sables ont une composition tout à fait identique à celle des terrains pliocènes de l'intérieur. Les grains

1. Cuvier. *Éloge de Werner.*

sont essentiellement composés de quartz fin, blanc, gris ou gris jaunâtre, si exempt de mélanges, qu'à peine y remarque-t-on quelques traces de fer oxydulé et de rares fragments de coquilles.

Tel est sommairement le sol. Mais l'influence médicale du sous-sol est aussi importante, sinon plus que celle du sol. Et au point de vue qui nous occupe, nous devons considérer avant tout la perméabilité ou l'imperméabilité du sous-sol. Or ici sol et sous-sol sont identiques ; fait presque exceptionnel, car de semblables terrains ne sont qu'un accident limité. « Ce n'est que sur les basses plages maritimes qu'il est donné d'observer ces vastes amas de sable pur, déposés par les eaux actuelles. Poussés sans relâche par le mouvement des vagues, au delà de la portée du flot de la marée, ils se dessèchent, et sous l'impulsion des vents s'accumulent en monticules. La région des dunes françaises de Gascogne est le type de ces formations maritimes[1]. »

L'étude des diverses couches rencontrées pendant le forage des puits artésiens de la Société Immobilière et de la Société civile nous fixera sur la nature exacte du sol, du sous-sol et des assises plus profondes.

A. — *Puits de la Société immobilière*. Il mesure $126^m,25$ de profondeur, et a traversé trois couches différentes :

Première couche. Dunes et alluvions marines.   *Terrain quaternaire.*
Deuxième couche. Sables des Landes. . . . . . }
Troisième couche. Faluns de Salles et Léognan. }   *Terrains tertiaires.*

1° *Dunes et alluvions marines. Terrain quaternaire.* Cette première couche mesure 12 mètres de profondeur. On conçoit que cette hauteur serait plus grande, si au lieu de

1. Mahé. Article *Sol*. Dict. Encycl., Sc. méd.

creuser le puits dans une des parties peu élevées de la ville, on avait procédé au forage en pleine ville d'hiver, sur les dunes. Mais telles que sont les choses, elles nous donnent l'épaisseur minima, pour ainsi dire, de la première couche de sable. Celle-ci est composée de grains de divers caractères, quartzeux ou argileux, avec des coquilles d'espèces vivantes rencontrées à 4^m,85. Ces coquilles sont :

Solecurtus candidus.	Cardium exiguum.	Phasaniella Pullus.
Corbula Nuclens.	Arca tetragona.	Rissoa ventricosa.
Fragilia fragilis.	Pecten varius.	Littorina littorea.
Tellina solidula.	Anomia Ephippium.	Cerithium Lima.
Lucina lactea.	Dentalium Tarentinum.	Pleurotoma vulpecula.
Tapes decussata.	Trochus umbilicatus.	Murex erinaceus.
Tapes virginea,	Trochus cinerarius.	Nassa reticulata.
Cardium edule.	Ostrea edulis.	Nassa incrassata.

2° *Sables des Landes. Terrain tertiaire.* — Cette couche ne mesure pas moins de 48^m,75 de hauteur. Le sable qui la compose est quartzeux blanc, blanchâtre, jaunâtre, jaune, à gros grains, à grains fins, avec cailloux, graviers. C'est le type des terrains argilo-sableux tertiaires de la région des landes. A 28^m,50 de profondeur on trouve, pour la première fois, une *mince plaquette* de *grès ferrugineux*, d'un brun jaunâtre. Puis jusqu'à 60^m,75 on n'en rencontre que quelques plaques minces parsemées çà et là.

3° *Faluns.* — *Terrains tertiaires* (a.) *de Salles*, commencent à 60^m,75 et mesurent 51^m,55 de hauteur. Cette couche est formée de sable argileux dans toute son épaisseur, gris verdâtre, avec couches de molasses dures, tantôt grises, tantôt d'un gris verdâtre. Dans une de ces couches de molasse on trouve un lit d'*ostrea crassissima.* Ces faluns renferment quelques traces d'ossements, de nombreux fossiles à 74^m,55 dans du sable argileux, et sont pétris de débris de coquilles.

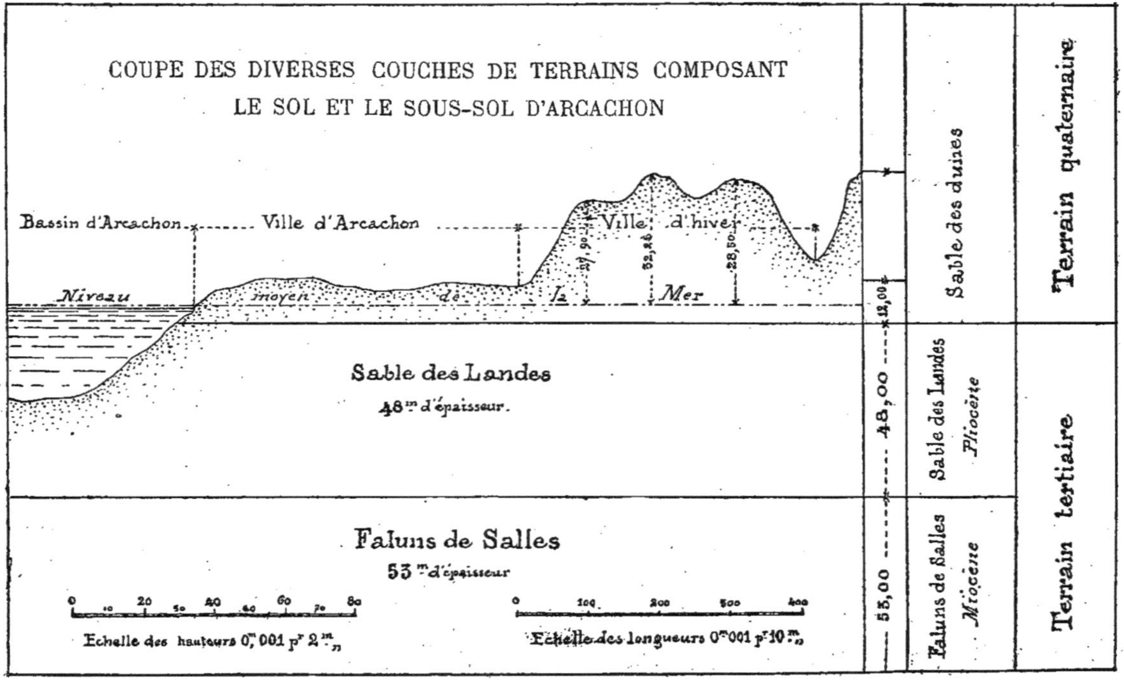

COUPE DES DIVERSES COUCHES DE TERRAINS COMPOSANT
LE SOL ET LE SOUS-SOL D'ARCACHON
Bassin d'Arcachon
Ville d'Arcachon
Ville d'hiver
Niveau moyen de la Mer
27,90
32,26
28,50
Sable des Landes
48 m d'épaisseur.
Faluns de Salles
53 m d'épaisseur
0 10 20 30 40 50 60 70 80
Echelle des hauteurs 0,001 p' 2 m,
0 100 200 300 400
Echelle des longueurs 0,001 p' 10 m,
12,00
48,00
55,00
Sable des dunes
Sable des Landes
Pliocène
Faluns de Salles
Miocène
Terrain quaternaire
Terrain tertiaire

Ces coquilles sont :

Capularia intermedia.	Cardium hians.	Natica Olla.
Panopæa Basterotina.	Cardium ciliare.	Acteon Grateloupi.
Psammobia Labordei.	Arca antiquata.	Scalaria terebratis.
Corbula Nuctens.	Nucula margaritacea	Eulima subula.
Mactra deltoïdes.	Leda minuta.	Pleurotoma subvulpecula.
Mactra subtriangula.	Pecten multiradiatus.	Buccinum semis.
Tellina planata.	Pecten Pusia.	Triatum.
Tellina elliptica.	Ostrea rugata.	Triatum prismaticum.
Cytherea Lamarkii.	Dentalium Gadus.	Cassis texta.
Cytherea pedemontana.	Ringicula marginata.	Anatifa Burdigalensis.
Venus subplicata.	Natica turbinoïdes.	Lamna elegans.
Cardium oblongum.	Natica subepiglottina.	

Faluns (b.) *de Léognan.* — Commence à 112 mètres de profondeur et mesure $14^m,15$ de hauteur. Composée de molasse calcaire, dure, jaunâtre, grisâtre, avec cailloux de quartz jaune. On y trouve de nombreuses empreintes de fossiles : Grand Pecten, Scutella subrotunda, Balanus.

B. — *Puits de la Société civile.* Ce puits, situé sur la dune Pontac, a été poussé jusqu'à 111 mètres de profondeur. Les couches traversées ont été les mêmes, et ont presque présenté la même épaisseur que celles signalées pour le puits précédent.

Première couche. — *Terrain quaternaire,* formé par des dunes et alluvions marines sur une épaisseur de $15^m,50$.

Deuxième couche. — *Terrains tertiaires.* Sables des landes sur une hauteur de $41^m,20$. Dans ces sables, à $28^m,70$, on trouve la première couche de sable argileux, verdâtre, ferrugineux, sous forme d'une mince plaquette.

Troisième couche. — *Terrains tertiaires : Les faluns de Salles, de Léognan,* mesurant $55^m,40$ de profondeur.

Tout ceci nous prouve bien que le sol d'Arcachon a été conquis sur la mer; qu'au-dessus de la couche des faluns est venue se superposer la couche tertiaire du sable des landes, qui elle-même a été recouverte par une couche plus récente de terrains modernes : dunes et alluvions. Et il ressort clairement de tout cela, que jusqu'à $60^m,75$ de profondeur la sonde ne rencontre que du sable, toujours du sable, et c'est à peine si à $28^m,50$, elle signale une mince plaquette de ce grès ferrugineux que nous verrons constituer le sous-sol des landes, et jouer un si grand rôle dans leur physionomie pathologique.

Les terres sablonneuses (sol et sous-sol) sont extrêmement perméables, filtrent comme à travers un crible et boivent avidement l'eau de précipitation. D'où pas d'eaux stagnantes sur le sol, ni dans le sous-sol. Bien plus, cette perméabilité excessive rend l'humidité du sol exceptionnelle. Ce fait est caractéristique de notre station hivernale. Après une forte et abondante pluie de plusieurs heures, il suffit de quelques instants ou du plus petit rayon de soleil pour que la terre soit sèche et que les malades puissent sortir sans inconvénients.

La constitution du sol intervient encore pour une part notable dans la *modalité thermologique* de la ville. Il est certain que si un sol présente ce double caractère : 1° grand pouvoir absorbant pour la chaleur ; 2° faible puissance de rayonnement, il est certain qu'il contribuera à élever la température du lieu. Les travaux de Schübler d'une part, ceux de Parkes d'autre part, nous fixent complètement à ce sujet, et démontrent l'action du sable sur la température. Schübler, étudiant la capacité d'absorption calorifique des différents sols, a conclu que si on représente par 100 la faculté *du sable calcaire de retenir la chaleur*, on trouve que ce pouvoir est pour :

Le terreau, de	490
Terre de jardin, de	618
— argileuse, —	684
— du Jura, —	743
Sable siliceux, —	956

C'est donc le sable siliceux qui de tous les terrains, après le sable calcaire, a le pouvoir d'absorption le plus grand, qui émet le moins la chaleur reçue; de telle sorte que la couche d'air qui se trouve à son contact reste chaude la nuit comme le jour. Si nous considérons le rôle protecteur que joue le dôme ininterrompu et toujours fourni, des branches de pin, nous comprendrons pourquoi les différences de température entre le jour et la nuit sont bien moins marquées dans la ville d'hiver que sur le bord de la mer, et pourquoi la couche atmosphérique de la forêt est toujours tiède. Cette sensation est très appréciable en plein cœur de l'hiver et par une journée froide : en entrant dans la forêt on éprouve une douce tiédeur, qui oblige parfois à alléger le vêtement.

D'après Parkes, les terrains sablonneux sont les plus sains. Mais en revanche ils ont contre eux leur extrême chaleur dans les contrées stériles. Cet inconvénient est amplement corrigé, lorsqu'ils sont recouverts d'une riche et ombreuse végétation, ce qui est le cas pour Arcachon.

Ajoutons encore, parmi les inconvénients possibles des sols arénacés, les poussières de sable. Dans l'étude climatologique d'une localité, c'est un élément dont on ne s'occupe guère et qui cependant ne manque pas d'importance. « Les gens à bronchite et à laryngite chroniques, ceux qui ont des pharyngites granuleuses, des ophthalmies diverses ou des blépharites, les tuberculeux, les asthmatiques souffrent au delà de ce qu'on peut imaginer de cette condition dont les effets ne sont qu'incomplètement atteints par l'usage des respirateurs[1]. » L'intensité du vent, le faible degré hygrométrique, c'est-à-dire la sécheresse, pulvérisent et dispersent les éléments du sol. Ces poussières sont donc à craindre avec un

---

1. Fonssagrives. Art. *Climat*; in Dict. Encycl. Sc. Med.

sol de nature crayeuse ou arénacée. Au commencement du siècle, dans son premier tiers, à l'époque où toutes les dunes n'étaient pas encore recouvertes de végétation, les médecins de la contrée observaient fréquemment des ophthalmies occasionnées non pas seulement par la *réverbération* du soleil sur un sable blanc et brûlant, mais le plus souvent par l'entrée en masse, de grains de sable sous les paupières. En outre le vent soulevait ces grains en tourbillons, si ténus et si serrés, que ces poussières déterminaient une véritable rubéfaction sur les jambes des ouvriers qui travaillaient jambes nues à l'ensemencement des dunes. Mais aujourd'hui tout cela est changé. Les dunes se sont couvertes d'arbres, d'arbustes de toutes sortes, et leur sol parfaitement fixé, et recouvert d'une couche de verdure, n'est plus soulevé en tourbillons. Le degré hygrométrique élevé, les averses, concourent au même but. Aussi pouvons-nous dire que dans la ville d'hiver, les poussières ne sont nullement à craindre et que les malades ne sont pas astreints à faire usage de *respirateurs* d'une utilité contestable et d'une élégance plus que douteuse.

En somme, nous le voyons, et c'est là une conclusion médicale de la plus haute importance, Arcachon est bâti sur un sol et un sous-sol d'une *perméabilité absolue.*

Mais il ne faut pas aller bien loin pour voir les modifications les plus importantes survenir dans la constitution géologique de la contrée, et à nos portes même, à la Teste-de-Buch, apparaissent un sol et un sous-sol de natures différentes. Dès que l'on quitte Arcachon, le sol est formé de ces sables qui terminent la série des terrains tertiaires proprement dits de l'Aquitaine, type de terrain presque voisin du précédent (sol et sous-sol sablonneux), et que caractérisent

un sol sablonneux et un *sous-sol de grès ferrugineux* : c'est
là une différence capitale. Le sable du sol se compose de fins
grains de quartz blanc, mêlé de poussière noire ou brune,
très ténue, de matières organiques, de matières végétales
non décomposées, et d'un peu d'argile jaune. Le sous-sol est
formé de concrétions ou tubercules ferrugineux réunis solidement et comme cimentés en masses, nommés *Alios*.

Quelques circonstances locales peuvent modifier l'état du
sol. Ainsi par exemple pour la Teste. « Le sol de la Teste n'offre de variétés que celles qu'il doit à des circonstances étrangères à sa formation. Sorti des abîmes de la mer qui s'est
retirée, sa couche superficielle fut originairement composée d'un sable pur mêlé parfois de quelques débris de silex
et de coquillages. Cette couche, supportée tantôt par de l'argile, tantôt par des filons de pierres silico-ferrugineux, tantôt
par du minerai de fer, tantôt enfin par une épaisse couche de
faluns, a subi d'heureuses métamorphoses. Située à la partie
la plus déclive des Landes, comme nous l'avons signalé plus
haut, la Teste reçoit par les eaux pluviales qui s'écoulent
vers elle, les débris de végétaux qui naissent et périssent sur
le sol situé à son amont. Il résulte de cette disposition une
couche limoneuse assez épaisse qui fournit aux végétaux dont
on couvre la terre, tous les éléments d'une riche fécon-
dité[1]. » (Lalesque.)

Mais peu importe que le sol contienne ici un peu plus de
sable, ailleurs un peu plus de terre. Pour nous hygiéniste le
point capital réside dans la nature du sous-sol. Ce sous-sol,
connu sous le nom d'*alios*, et dans le patois du pays de *laros*
ou *lapa*, est formé d'oxyde de fer empâtant une certaine

---

1. D' A. Lalesque. *Topographie médicale de la Teste-de-Buch*, 1835. J.-B. Bail-
lière, Paris.

quantité de sable quartzeux. Les éléments ferrugineux qui s'y rencontrent n'existent pas toujours à l'état d'oxyde de fer. Ce dernier, en présence d'acides organiques tels que les acides crénique et hypocrénique, se transforme en sel de fer à acides organiques.

Si donc nous devons comprendre sous le nom d'*alios* presque tout le sous-sol du pays de Buch, nous devons aussi reconnaître que ce sous-sol se présente sous différents aspects, tantôt de couleur noire, noirâtre, jaune, brunâtre, rouge, rougeâtre, tantôt ou très friable ou très consistant avec des degrés intermédiaires. Mais toutes ces variétés peuvent être ramenées à deux types principaux : l'*alios friable* et l'*alios dur*. Je ne saurais mieux faire, pour donner leur description, que de citer textuellement le passage suivant, d'une exactitude et d'une clarté parfaites.

« L'*alios friable*, je comprends sous ce nom, et celui qui s'écrase entre les doigts, et celui qui se désagrège assez promptement à l'air, l'alios friable est *le plus commun*, on le trouve par plaques interrompues, mais occupant quelquefois une vaste étendue. L'épaisseur de la couche varie de 20 à 50 centimètres, en raison inverse de la solidité de la roche. Il renferme beaucoup de parties terreuses. Sa couleur et la cohésion de ses éléments se dégradent de haut en bas, au point qu'il n'y a jamais de séparation tranchée entre l'alios et le sable inférieur.

« L'*alios dur* est un véritable poudingue à ciment ferrugineux ordinairement d'une structure très serrée. L'épaisseur de la couche atteint rarement 20 centimètres. La pierre s'emploie dans la construction rurale, elle est quelquefois susceptible de poli. La séparation entre cet alios et le sable inférieur est toujours très nettement tranchée. Les communes de Pessac,

de Béliet, de Belin, d'Hostens, de Blanquefort et autres, renferment des alios de cette nature. Ils s'étendent comme une
plaque sur le canton de Béliet. Quand on veut assurer le succès
d'une plantation d'arbres, il est nécessaire d'enlever l'alios,
et si l'on en juge par les plus antiques défrichements opérés
ainsi, la pierre ne se reforme pas. Ajoutons que l'on n'a encore
découvert dans cet alios aucun objet d'art, aucun débris, rien
qui offrît quelque trace d'industrie humaine, même la plus
grossière[1]. » Cette variété d'alios sert à faire les routes, et
beaucoup de nos larges voies de communication n'ont pas été
gravées avec d'autres pierres que ces concrétions aliotiques.
Elles ont servi de matériaux pour élever des maisons entières.
Le château-fort de La Teste, demeure du seigneur ou captal
était construit avec des pierres aliotiques. Les assises des
gares de chemin de fer entre Arcachon et Bordeaux sont presque toutes établies avec des pierres de même nature. On
peut voir que chaque pierre ne forme pas un bloc continu,
qu'elle est percée de véritables canaux, ramifiés en divers sens
et de diamètres différents. C'est que le sable, la matière organique, le fer qui ont formé l'alios se sont d'abord aggluti-
nés autour de la racine de certaines plantes qui leur a servi
de support, de tuteur pour ainsi dire. Avec le temps, la
partie ligneuse de l'agglomération a disparu, laissant à sa
place ces canaux ramifiés, image fidèle de sa configuration
et de ses dimensions.

Mais s'il y a dans l'alios des différences d'aspect, il n'y a
pas de différence de nature, car on trouve toujours les mêmes
éléments. La prédominance de l'un de ces éléments est,

---

1. F. Jouannet. *Considérations générales sur les terrains tertiaires du
département de la Gironde. Premier essai sur leurs positions respectives.* Soc.
Linnéenne de Bordeaux, t. IV, 25 octobre 1830.

croyons-nous, l'origine des différences d'aspect, de structure, de consistance. Ces éléments sont : 1° des grains de sable, variables de couleurs, des graviers ; 2° Une matière agglutinante de nature organique, noirâtre, insoluble dans l'eau, l'alcool, l'éther, rappelant la *tourbe* dans un état de décomposition avancée, ou bien la substance connue sous le nom d'*ulmine* ; 3° des grains de fer attirables au barreau aimanté (fer oxydé magnétique) ou des sels de fer.

Indépendamment du fer oxydé magnétique et des divers *sels ferrugineux* à acides organiques, le sol de nos landes offre d'autres exemples de nombreuses formations métallifères, soit englobées dans des bancs d'alios où elles constituent de véritables filons, soit isolées. Dans quelques localités, les terres de marais sont colorées par du fer azuré, pulvérulent ; ailleurs les eaux déposent sur le fond et les bords des ruisseaux, sous forme de pellicule ocreuse et jaunâtre, du fer limoneux. Des filons de minerai de fer pisiforme rencontrés en divers points de la contrée, à Pontnau près Facture par exemple, avaient donné lieu à des exploitations, à des créations de forges abandonnées aujourd'hui.

La couche d'alios se trouve habituellement de $0^m,70$ à 1 mètre de profondeur. Parfois elle est entièrement à découvert, et affleure le sol sous forme de larges taches brunâtres ou rougeâtres. Son épaisseur est si variable qu'il est bien difficile de l'apprécier même approximativement, ses limites n'étant jamais bien tranchées, comme nous l'avons vu, d'avec les terrains sus et sous-jacents. La dureté de chaque banc n'a rien de fixe, mais on peut établir cette loi que presque toujours le banc est d'autant plus dur qu'il est moins épais. Au-dessus et au-dessous de l'alios, on trouve des nappes d'eau à caractères différents et particuliers. Nous examinerons ce côté de la question dans le chapitre : Des Eaux potables.

II

L'impadulisme. Les fièvres intermittentes.

L'alios a longtemps été la cause de l'*infertilité* et de l'*insalubrité* des landes du fait de son imperméabilité : *imperméabilité absolue*, au dire de tous ceux qui ont écrit sur le sujet.

Nous ne saurions souscrire à cette proposition formulée de la sorte. Il y a lieu de distinguer entre les diverses variétés d'alios. Car une expérience que tout le monde pourra répéter, semble infirmer la doctrine de l'imperméabilité. Cette expérience, faite pour la première fois par le docteur A. Lalesque, qui l'a depuis bien souvent renouvelée devant nous, voici en quoi elle consiste : sur un bloc d'alios friable, si grand, si épais qu'il soit, on creuse un godet large et juste assez profond pour maintenir une mince couche de liquide, on y verse progressivement de l'eau qui ne tarde pas à filtrer au travers du bloc d'alios, tombant goutte à goutte et assez rapidement au fond d'un récipient. Cela ne prouve-t-il pas que certains alios ne sont pas si imperméables qu'on a bien voulu le dire, l'écrire et le répéter? Quant à l'alios dur, à la pierre aliotique, il ne se laisse point traverser par les liquides.

Quoi qu'il en soit, ce que nous venons de dire de la perméabilité relative de l'alios friable n'infirme point ce fait bien connu et amplement démontré, que le sous-sol des landes était la cause de leur infertilité et de leur insalubrité. Infertilité, insalubrité, conséquences directes de la stagnation des eaux engendrant des marais et pourrissant la racine des plantes. L'alios apporte en outre obstacle à la végétation par sa dureté, que les racines ne peuvent vaincre. Aujourd'hui encore, malgré l'assainissement apporté, il est facile, par la simple vue de la végétation, de savoir si telle ou telle contrée contient de l'alios. Le pin maritime qui devient un si bel arbre, si haut, si bien fixé dans nos dunes dépourvues de tout sous-sol résistant et humide, reste maigre, chétif, aisément déracinable dans les endroits où sa racine pivotante rencontre ce sous-sol dur, aliotique, qu'elle ne peut traverser.

L'insalubrité du pays avoisinant Arcachon ou pays de Buch, se caractérisait surtout par la *malaria* ou *infection paludéenne*. Sans vouloir entrer ici dans une discussion sur les origines intimes de la fièvre intermittente, sans m'inquiéter du parasite végétal ou animal qui la produirait, sans chercher à défendre ou à critiquer la doctrine du tellurisme de Pettenkoffer, je puis dire que partout où il y a des marais permanents, les fièvres intermittentes sont endémiques. Si les landes de Gascogne ont longtemps formé un vaste foyer d'insalubrité, cela tenait à deux conditions principales. « Au-dessous d'une couche assez mince de sable se trouve un sol imperméable(?), formé de mélange de matières organiques avec une argile ferrugineuse.... ; sous la couche aliotique existent des lacs souterrains, dont l'eau est chargée de détritus organiques, les pluies très abondantes en hiver ne trouvent donc aucun écoulement sur les parties profondes. D'autre part, depuis l'embouchure de l'Adour jusqu'à celle de la Gironde, sur une longueur de 250 kilomètres, s'étend une série de dunes, barrière infranchissable à toutes les eaux qui descendent vers la mer[1]. » En effet, au voisinage même de la ville, les eaux dans une sta-

---

1. Vallin. Art. *Marais*, in Dict. Encycl. Sc. méd.

gnation absolue, s'altéraient sous l'influence de l'air et du contact avec un sol riche en détritus organiques. Les marais, les flaques d'eau disséminant la malaria au loin, étaient nombreux aux portes mêmes d'Arcachon, alors un désert. Le pays était paludéen. La connaissance des lieux nous explique suffisamment qu'il n'en pouvait être autrement à la Teste. « Par suite des accidents de son terrain, qui n'est élevé que de quelques pieds au-dessus du niveau de la mer, la Teste se trouve la partie la plus déclive des Landes, du côté du bassin d'Arcachon. Cette disposition en fait une contrée très basse, constamment traversée par les eaux qui s'écoulent des points plus élevés qu'elle. Or, comme les pluies y sont très abondantes, et que les chemins pratiqués dans le pays ne sont point pavés, il s'ensuit que la présence des eaux et le passage continu des voitures de transport sur un terrain mouillé délayent le sol partout où il est le plus fragile. De cette disposition résulte le séjour des eaux dans les ornières qui se forment aux endroits les plus creux, et qui, constamment traversés par nos moyens de transport, deviennent des bourbiers infects et morbifères, lorsque la chaleur de l'été les met à sec et les réduit en vapeur » (Lalesque[1]). Notons qu'à cette époque déjà lointaine (1835), si les fièvres intermittentes étaient fréquentes chez les habitants de la Teste, par contre les accès pernicieux se montraient rarement.

Aujourd'hui, l'état sanitaire de toute la contrée et en particulier de notre chef-lieu de canton s'est considérablement amélioré, et ce n'est nullement une exagération que de dire : la fièvre intermittente n'existe plus à la Teste. Ce grand bienfait a été obtenu par le drainage. On sait quels résultats

---

1. Dr A. Lalesque. *Topographie médicale* (loc. cit.).

merveilleux il a produit en Australie et en Algérie. Plus près de nous en France, en 1857, on a commencé les travaux de desséchement des étangs du Forez, et aujourd'hui (1884), bien que le quart seulement des travaux soit exécuté, la fièvre paludéenne a diminué des trois quarts. En Bresse, les Dombes étaient tellement insalubres que la durée moyenne de la vie ne dépassait pas 25 ans. Elle est aujourd'hui de 35 ans. La proportion des réformés s'est abaissée de 52 %, à 9 %.

Enfin citerons-nous l'exemple du monastère des Trois-Fontaines dans la campagne romaine? Autrefois les moines pouvaient à peine y rester le jour. Aujourd'hui ils ne sont nullement contraints de rentrer à Rome chaque soir pour éviter l'empoisonnement palustre. Cette transformation est la conséquence du desséchement des marais par le drainage. De tous les modes de drainage, le plus efficace est celui du sous-sol profond, comme l'ont montré les récentes recherches de Tomassi Crudeli. Dans certaines contrées, ce drainage profond a été fait d'une manière remarquable et rapide, non directement par les travaux de l'homme, mais par les racines de certains arbres : l'eucalyptus, par exemple, dans la campagne romaine. Si bien que l'efficacité de cet arbre contre la malaria provient non pas tant de l'arome que ses feuilles répandent et dont l'action est problématique, que de ses racines, par la grande quantité d'eau qu'elles pompent dans le sol.

Dans nos contrées, fait semblable s'est passé, et si la campagne romaine a été rendue salubre par l'eucalyptus, notre pays a été débarrassé des marais et des fièvres par les semis de pin maritime. La racine de cet arbre absorbe une grande quantité d'eau, et agit comme agent de drainage du sous-sol. Que les semis de pins aient asséché les marais, les flaques d'eau, cela n'est pas douteux. Ce fait, tous les habitants ont pu le constater. Les chiffres suivants, que je dois à l'extrême obligeance du docteur A. Lalesque feront entrer la conviction dans l'esprit du lecteur.

DATE DE LA DISPARITION DES EAUX MARÉCAGEUSES APRÈS L'ENSEMENCEMENT DES SABLES.

NOMS DES VALLÉES ET DES MARAIS	DATE DE L'ENSEMENCEMENT	DATE DE LA DISPARITION DES EAUX	TEMPS ÉCOULÉ ENTRE LES DEUX ÉPOQUES
La Teste			
Le Pilat.	1814	1818	4 ans
Pissens.	1812	1818	6 »
Laürey et Juge. . .	1816	1820	4 »
Ginestras.	1813	1815	2 »
Letôt du Loup. . . .	1814	1825	11 »
Jaügut et Piarille. .	1816-17-18	1825	7 »
Le Barrail.	1814	1819	5 »
Le Verdun			
Logis de Grave. . .	1803	1825	22 ans
Ronde.	1803	1825	22 »
La Claire.	1805	1825	20 »
Sémaphore.	1804	1820	16 »
Sausignouse.	1823	1828	5 »
Le Flamand			
Junka.	1808	1818	10 ans
Jean Petit.	1808	1818	10 »
Ronon.	1806	1817	11 »
De l'Ane.	1806	1817	11 »
Du Flamand.	1807	1819	12 »
Soulac			
Vieille Église. . . .	1816	1825	9 ans

Ces chiffres démontrent qu'il faut en moyenne dix années,

pour que les pins ensemencés dans les sables, arrivent à faire disparaître les eaux, à dessécher les marais qui se formaient au pied des dunes. Ce laps de temps a été suffisant pour mettre à sec de vastes surfaces. Je puis citer par exemple les deux endroits appelés le *Jaügut* et le *Barrail*. Ces deux propriétés furent achetées au commencement du siècle, par mon grand-père paternel, médecin à la Teste, à cause des marais que l'hiver peuplait de légions de canards. Il fallait pour leur faire la chasse, et pour aller d'un point à un autre, se servir d'un petit bateau. Le *Jaügut* et le *Barrail* sont depuis de longues années dépourvus d'eaux marécageuses, délaissés des canards, mais aussi plus sains et plus avantageux pour le propriétaire. Ajoutons, comme corollaire de notre démonstration : *dans les sables non ensemencés, les eaux ne disparaissent pas.*

A ce drainage naturel, le plus important, il faut ajouter le drainage fait par la main de l'homme et qui n'a pas peu contribué à fertiliser, à assainir la contrée. Un ingénieur distingué, M. Chambrelent, a consacré la plus grande partie de son temps, de ses travaux, à cette œuvre humanitaire. Edm. About l'a chanté dans son pittoresque roman : *Maître Pierre.* Il y avait autrefois dans le département de la Gironde 504 823 hectares de landes malsaines et insalubres, réduites aujourd'hui à 187 000 par les travaux réalisés jusqu'en 1871.

Enfin l'hygiène a fait de grands progrès, grâce aux industries nouvelles, qui avec elles ont apporté le bien-être. Qu'il y a loin de ces chemins boueux, défoncés, infects, aux belles et larges avenues, empierrées d'aujourd'hui; des basses et obscures demeures, aux blanches et solides maisons qui s'élèvent chaque jour plus nombreuses; de la nourriture d'antan, composée d'eau, de cruchade, de pain noir, aux repas de viande, arrosés de vin, fournis de pain blanc! L'habitant est

mieux vêtu, mieux logé, mieux nourri. Là même où les eaux
douces stagnantes se mélangeaient aux eaux de la mer, les
jours de grande marée, on trouve de fertiles prairies, con-
quises sur le bassin, grâce à la route départementale de la
Teste à Arcachon.

Tous ces progrès font que la fièvre intermittente est aujour-
d'hui une exception, là où elle était la règle. Pas un médecin
de la Teste qui ne vous dise : « Nous n'avons plus de fiévreux ».

Comme preuve intéressante de cette disparition de la malaria, j'avais songé à étudier et à comparer la consommation
des sels de quinine d'autrefois et des temps présents. Les
pharmaciens n'ont pu me fournir des chiffres précis, mais
tous ont confirmé la diminution dans la consommation de
quinine, et la disparition des accidents qui nous occupent. Je
citerai à ce propos les quelques lignes suivantes, que je dois à
l'extrême obligeance de l'un d'eux, M. Pélix (de la Teste) : « Je
puis vous affirmer que la fièvre intermittente, autrefois très
fréquente, était presque la seule maladie du pays. Elle a peu
à peu disparu. Quand j'arrivai dans le pays, il y a trente ans,
je fabriquais à l'avance par *centaines*, des pilules de sulfate
de quinine, de cinq, de dix, de quinze centigrammes, que les
médecins prescrivaient en abondance, ou que le malade ha-
bitué à traiter sa fièvre venait chercher sans prescription. Je
vous dirai même en passant avoir entendu dire à cette époque
aux médecins du pays que la tuberculose était extrêmement
rare, pour ne pas dire inconnue à la Teste, surtout parmi la
tribu des résiniers (*Boïos pisceos*). Peu à peu je diminuai le
nombre de pilules de sulfate de quinine préparées à l'avance,
et je finis même par ne plus les faire qu'au moment de la
prescription, pour éviter qu'elles durcissent trop. » M. Sémiac

père, qui a exercé la pharmacie pendant plus de quarante ans, à la Teste, nous a fourni les mêmes renseignements, dans les mêmes termes pour ainsi dire.

Ainsi donc la disparition des marais, voilà la grande cause de la disparition de la malaria. Nous pouvons dire, avec Hirtz (de Strasbourg) et avec tant d'autres auteurs : Pas de contrées à fièvres sans marais visibles ou souterrains ; et disparition de la fièvre avec la disparition du marais. « Aux faits qui fourmillent dans les livres, nous pouvons joindre le tribut de notre propre expérience, en ajoutant que la banlieue de Strasbourg vers le Rhin, ravagée autrefois par la fièvre inter-mittente (nous l'avons vu dans notre jeunesse), est aujour-d'hui entièrement délivrée, grâce aux travaux d'endiguement du Rhin. Ni le climat, ni l'humidité, ni les alternatives de température invoqués si souvent, n'ont été changés ; un seul élément a été supprimé : le marais. » (Hirtz.)

Ce qui s'est produit à Strasbourg, dans le Forez, en Algérie, s'est observé et s'observe journellement dans notre pays de Buch. Un dernier fait d'observation récente, va nous démon-trer que la malaria est bien éteinte à la Teste. On sait que les organismes inférieurs qui produisent la fièvre intermittente perdent leur action nocive par suite de la dessiccation qu'ils subissent. Mais ils sont doués de *reviviscence*, c'est-à-dire que, rendus à l'humidité, ils peuvent manifester une existence que la sécheresse prolongée semblait avoir détruite. Ainsi s'explique comment, en ouvrant une tranchée dans le sol, les organismes qui s'y trouvent avec une existence latente, re-prennent vie et déterminent la réapparition des fièvres dans un pays où on les croyait à jamais éteintes. Ce fait s'est produit à Paris, lorsqu'on creusa le canal Saint-Martin. Les accidents paludéens qui survinrent alors furent très nombreux.

Nous venons de subir avec succès cette épreuve si redoutable du remuement des terres marécageuses. Lorsque, il y a deux ans, on améliora et agrandit le port de la Teste, il y avait lieu de craindre un retour offensif d'accidents paludéens. N'allait-on pas, pendant la saison chaude, creuser en pleines vases, jusqu'à $2^m,25$ de profondeur? Les ouvriers ont remué 100 000 mètres cubes de sables vaseux, qui ont servi à faire des remblais, les uns sur place, les autres à des distances de 60 à 500 mètres! En prévision d'accidents infectieux, les pharmaciens avaient augmenté et renouvelé leurs provisions de sulfate de quinine. Contre toute attente, les faits ont été absolument négatifs, et les médecins n'ont eu à observer, ni la moindre recrudescence dans les maladies régnantes, ni l'apparition d'accidents paludéens, soit chez les ouvriers du port, soit chez les habitants.

Ainsi donc, que ceux de nos hôtes qui n'osent aller à La Teste sous prétexte de fièvre intermittente, se rassurent et se promènent sans trembler. Quant à nos adversaires, à nos rivaux qui nous accusent d'être entourés d'un pays malsain, marécageux et fiévreux, à ceux-là, s'ils sont de bonne foi, je réponds : Renseignez-vous et donnez-vous la peine de lire, non pas les livres d'antan, non pas davantage ceux plus modernes qui sont la reproduction fidèle, intégrale de ces bouquins poudreux, mais ceux qui, écrits sans parti pris, ne s'inspirent que de la vérité scientifique, et puisent leurs arguments dans les faits bien et dûment constatés.

Dans cet ordre d'idées, on sait quel sombre tableau faisaient, non pas de la Teste, qui était encore un des points les plus privilégiés de la contrée, mais des landes en général, tous les touristes ou géographes qui parcouraient le pays en 1830. Tout a bien changé depuis. Seules les descriptions

n'ont point varié! Trop d'écrivains spéciaux parlent de pays
qu'ils n'ont jamais vus, et reproduisent à l'envi les erreurs
et les préjugés de leurs devanciers. Faisons une exception en
faveur de M. O. Reclus qui, lui, se donne la peine de visiter à
pied chaque contrée, chaque ville ou village dont il parle.
Aussi, quelle exactitude, quelle justesse d'appréciations lorsqu'il parle de nos landes, dans ce style imagé et sonore dont
il a si bien le secret : « Le temps n'est plus où cette arène
(les landes) était sans valeur. Il y a soixante, quatre-vingts ans,
tout un horizon s'y achetait quelques louis. Mares temporaires,
brandes, lits de tourbe, çà et là un pin, point de routes entre
les hameaux assiégés par la fièvre intermittente et par la pel-
lagre, laide maladie souvent mortelle, comment n'aurait-on
pas vendu pour quelques francs, loué pour quelques sous les
arpents de cet insalubre désert? Mais aujourd'hui qu'on a de
belles routes et le chemin de fer pour emporter au loin
bûches, planches et résine, on plante en pins partout où l'on
peut planter ce sol porté par l'alios. » Puis, parlant des étangs
des landes « qui de loin valent les flots bleus des lacs des
montagnes, etc... » l'auteur ajoute : « Sur ces ruisseaux,
près de ces étangs, on voit des villages, des hameaux, des
bergers à l'ombre des pins, autant que les aiguilles du père
de la résine arrêtent le soleil, elles ne peuvent que le tami-
ser.... Depuis quelques années, la solitude y est moindre;
profitant des plages de sable fin, quelques hameaux s'y sont
établis, baraques, chalets, villas, hôtels qui sans doute de-
viendront çà et là des villes; car où cherchera-t-on la santé,
si le salut n'est pas dans la dune, sous le pin, contre la mer
Atlantique?....

« Où mieux trouver ailleurs ce que la nature peut nous
conserver ou nous rendre de jeunesse? Celui qui connaît pro-

fondément les Landes, les admire, il les aime ; pour lui, leur monotonie est espace et grandeur.

« C'est un bien beau pays que ces dunes où l'Océan sonne, où le pin murmure, où le vent qui, jadis, éparpillait les collines, trace à peine des raies dans le sable fin des lettes ! »

Arcachon, placé au milieu des landes de la Gironde, a dû longtemps souffrir de la mauvaise réputation de son voisinage. On répétait, et, faut-il le dire, on répète encore à l'envi que notre ville est un foyer de malaria. Si bien même que certains médecins, trompés par la rumeur publique, non seulement évitent pour eux-mêmes, mais défendent notre station à leurs malades. Nous allons voir ce qu'il en est !

Les détails dans lesquels nous sommes entrés à propos de la constitution géologique et des propriétés physiques du sol et du sous-sol de la ville ne nous ont-ils pas démontré amplement qu'il n'existe à Arcachon aucune des conditions requises pour la stagnation des eaux soit sur le sol, soit dans le sous-sol ? Bien au contraire, la caractéristique dominante de notre terrain est la perméabilité. Donc, pas de marais, pas d'eaux stagnantes, en conséquence, pas de malaria. Mais on n'ignore pas que l'absence des marais dans une localité n'est pas une certitude absolue de l'absence de fièvres, surtout si dans les environs ces marais existent. En effet le parasite paludéen, né du marais, est transportable à distance, particulièrement par l'air qui lèche le marécage. Les vents disséminent le contage à de grandes distances. Ne prétend-on pas que les marais de la Hollande peuvent infecter la côte occidentale de l'Angleterre ? A Rome, la recrudescence des fièvres intermittentes est en rapport avec la direction des vents : soufflent-ils des marais vers la ville, aussitôt de nouveaux cas de malaria se produisent. Mais en revanche le contage ne se dissémine guère en hauteur, et des faits bien connus prouvent qu'une haie, une rangée d'arbres, un simple mur peuvent préserver tout un village, tout un quartier populeux.

Le voisinage des marécages situés au sud d'Arcachon était-il un danger réel pour la ville? Le danger était possible, mais les faits n'ont point démontré sa réalité. En premier lieu, alors même que les villages des environs étaient sous le coup de la fièvre intermittente, Arcachon restait indemne. D'autre part, les vents dont l'influence est si grande dans le transport du miasme marécageux, soufflent dans une direction telle, qu'au lieu d'être un danger, ils jouent un rôle protecteur. Les vents dominants, vents d'ouest, éloignaient et empêchaient tout transport de contage. Les vents du sud qui auraient pu disséminer sur la ville le poison paludéen sont rares. Ajoutons enfin qu'un vaste et épais rideau, toujours vert, de grands pins élevait une barrière efficacement protectrice entre la région des marécages et la ville. Au surplus, rien de semblable n'est à craindre aujourd'hui. Toute propagation est devenue impossible, les vents n'ayant plus à passer sur des marais qui n'existent plus.

Malgré toutes ces conditions heureuses, quelques cas de fièvres intermittentes éclatèrent à Arcachon en 1852-53. Tel a été le point de départ de cette calomnie sans cesse renouvelée et si bien exploitée contre notre station. Quelle était donc l'origine de ces fièvres? Voici comment le D^t Hameau en interprétait l'apparition : « On ne manqua pas d'accuser de cette sorte d'épidémie tout, excepté la malheureuse dune de sable qu'il avait fallu abattre pour faire place à une belle route départementale et les nombreux monticules qu'on avait nivelés pour construire des maisons de bains. Là pourtant, et là seulement était la vraie cause du mal. Les années suivantes, il y eut très peu de fièvres. En 1855 et 1856 cependant, tout le midi de la France fut sous les atteintes de la fièvre, depuis les plus basses vallées jusqu'aux plus élevés villages des Pyrénées, et Arcachon ne fut pas entièrement préservé, vers la fin de la saison, pas plus que les autres bains de mer. On ne parla pas des autres et on s'alarma beaucoup de ceux-ci.

« En même temps, le tracé du chemin de fer obligea à faire de larges tranchées dans le sable ; cette fois encore, les voisins, surtout les employés des travaux et de la gare furent exposés à des accès intermittents. C'est la répétition de ce qui est observé sur tous les points de la zone tempérée de l'Europe, au moment et sur les lieux où se pratiquent ces remuements de sol. Depuis plus de deux ans, avons-nous dit, les fièvres sont plus rares ici que dans la plupart des villes; c'est que la grande préparation aux besoins de la ville de bains est terminée depuis cette époque, tandis qu'à l'exemple de Paris on met partout encore en travail la pioche et le moellon. Il n'y a vraiment que les lieux à marais qui méritent d'inspirer des craintes légitimes à l'égard des maladies intermittentes. Hors cela, il faut s'attendre à n'en voir aucune localité exempte, parce que partout on tourmente plus ou moins le sol, on néglige plus ou moins les lois hygiéniques de la propreté; mais ces cas sont isolés, sans danger et tout à fait insignifiants. Il est malveillant et il n'est pas vrai de dire que de telles localités sont fiévreuses. » (Hameau[1].) Si telle a été vraiment l'origine des fièvres qui se montrèrent vers 1852, aujourd'hui nous n'avons plus rien à craindre de semblable. Non pas que les bouleversements de sable aient cessé ! Car

____

1. Dr G. Hameau, in *Journal d'Arcachon*, 22 juillet 1860.

depuis quelques années ils sont presque incessants. Pour construire ses magnifiques avenues, ses belles villas, niveler ses propriétés, M. Deganne n'a pas remué moins de 700 000^{mc} de sables, sans qu'il en soit résulté le moindre état pathologique pour ses ouvriers ou pour le voisinage. Mais ces travaux ont été faits lentement, progressivement, et n'ont pas nécessité le remuement, le transport à distance de grandes masses, en un laps de temps très court. Sous ces nouvelles conditions, n'y aurait-il aucun danger pour la santé publique? L'expérience nous autorise à répondre hardiment que non. Récemment toute la ville a été traversée en tous sens par des tranchées dont quelques-unes très profondes, destinées à de nouvelles canalisations, soit des eaux, soit du gaz. En 1885, la Société immobilière, dans l'espace de quelques mois, a transporté 42 000^{mc} de sable, de la *dune des Musiciens*, dans un trou énorme à combler. De cette masse sablonneuse, 10 000^{mc} ont été transportés à 500 mètres, et le reste, soit 50 000^{mc} en chiffres ronds, parcourait un trajet de 1500 mètres pour arriver à destination. Pas un seul cas d'impaludisme n'est venu troubler notre quiétude. Les résultats ont été les mêmes pour diverses entreprises particulières nécessitant le déblayement de grandes surfaces. En 1884, M. Hennon faisait établir une tranchée, de l'avenue de Mentque à l'avenue Rapp, sur une longueur totale de 187 mètres. On remuait 4762^{mc} de sables. En 1885, un mouvement de sables était fait entre ces deux avenues et l'avenue Hennon. Il s'agissait de déblayer une dune de 11 mètres de hauteur pour faire le remblai d'une excavation de 15 mètres de profondeur. Le nombre de mètres cubes remués s'est élevé à 19 881. En 1883, à une autre extrémité de la ville, dans le quartier Saint-Ferdinand, on faisait dans la propriété de M. Calvé un déblai de 8750^{mc} de sables, portés en remblai sur une longueur de 77 mètres.

Eh bien ! pendant tous ces bouleversements, pas un seul cas de fièvre ne s'est montré, ni parmi les habitants du voisinage, ni parmi les ouvriers employés à ces terrassements ; et, au sujet des bouleversements faits dans les propriétés Hennon et Calvé, notre ami M. Ardouin accompagnait les documents qu'il a bien voulu si gracieusement nous fournir, du post-scriptum suivant : « J'ai surveillé journellement ces travaux de terrassements et je n'ai jamais vu un cas de fièvre ou de maladie quelconque se produire sur aucun des ouvriers qui ont concouru à ces mouvements de sables. » A propos de la démolition de la *dune des Musiciens* (42 000^{mc}), le directeur de la Société immobilière, M. Saby, a été aussi affirmatif. Les entrepreneurs qui ont dirigé divers travaux de ce genre m'ont fait des réponses identiques. Enfin je n'ai eu à signaler dans ma clientèle aucun cas d'impaludisme. Je ne sache pas qu'il en ait été autrement pour mes confrères.

Ces faits récents prouvent que le transport, le remuement des sables des dunes, sont sans aucun danger pour la santé publique. Aussi n'est-ce pas là, selon nous, la cause principale des fièvres intermittentes dont quelques cas furent observés en 1852-1853 à Arcachon. Il ne faut pas oublier ce fait qu'ils coïncidèrent avec les labours faits, pour la première fois, sur cette portion des prés salés, restés à sec après l'exécution de la route départementale. La reviviscence s'affirma de la façon la plus nette, à l'occasion du bouleversement de ces anciens marais paludéens. Nous ajouterons que les défrichements terminés, les fièvres s'éteignirent ! Depuis lors, ces terrains ont été encore bien des fois bouleversés, et toujours impunément pour la santé publique.

La routine, aidée de la malveillance, dit, et ce qui est plus grave, fait dire à des gens qui ne l'ont jamais pensé, que si le quartier de la Chapelle et du Centre est sain, à l'abri de tout accident paludéen, il n'en saurait être de même du quartier Saint-Ferdinand. Je ne souscris pas à cette erreur populaire, et ce pour deux raisons : la première c'est que je n'ai point vu dans ce quartier des fièvres contractées sur les lieux mêmes ; la seconde, c'est que la cause invoquée pour expliquer cette insalubrité n'existe pas. On incrimine la proximité des *crassats*, bancs de sables argileux sur lesquels se pratique l'industrie ostréicole et qui émergent sur une vaste étendue à basse mer. Ces bancs, composés de *sable argileux*, ne sont nullement comparables, comme on semble le croire, à ces dépôts vaseux, limoneux, qui se font à l'entrée de certains fleuves ou rivières, et deviennent l'origine de fièvres intermittentes, parfois très graves. On ne saurait davantage les assimiler à des marais, puisque les eaux n'y sont point stagnantes. Bien au contraire, deux fois par jour ils sont lavés par le flux et le reflux, et couverts de 7 à 8 mètres d'eau. Quand la mer se retire, pas le moindre mélange d'eau douce et d'eau salée, cause principale, presque exclusive, du danger des régions argileuses et basses du littoral. Ainsi, par exemple, les marais salants ne sont point dangereux par eux-mêmes. Mais viennent-ils à être abandonnés ou sont-ils mal aménagés, et aussitôt ils deviennent la source d'accidents paludéens en conséquence du mélange des deux eaux.

Pour nos crassats, rien de semblable : pas le moindre mélange n'existe. L'eau salée seule les couvre, les lave, les imprègne. Sur un semblable sol les miasmes ne naissent pas, tandis que certaines plantes y poussent, fournissant d'excellents pâturages sur les parties les plus hautes : tels les lieux vaseux des prés salés à la Teste, à la Hume, à l'île des Oiseaux, recouverts d'une graminée (connue vulgairement sous le nom de *Gourbe, Trachynotia stricta*) très commune qui fleurit en juillet-août, et que l'on fauche pour la nourriture du bétail. Nous avons vu qu'à la Teste, le remuement en plein été de 100 000 mètres cubes de ces vases n'avait donné lieu à aucun accident de nature paludéenne.

L'influence des bouleversements de terres empruntées à une certaine profondeur, dans les régions qui n'ont pas subi le drainage dont nous avons parlé, ressortira suffisamment d'un exemple qui nous a vivement frappé, il y a deux ans, et qu'il y a, du reste, intérêt à rappeler, le fait ayant été mal interprété.

Sur la rive opposée à Arcachon et au voisinage immédiat de la mer, existe une petite villa désignée sous le nom de « Jacquets ». L'un de nos confrères et amis, habitant chaque été et depuis plusieurs années cette maison avec sa famille, y avait amené l'un de nos maîtres communs, professeur éminent de la Faculté de Paris. On travaillait à ce moment à la reconstruction d'une digue et au creusement de vastes réservoirs à poissons ; chaque jour une soixantaine de mètres cubes de terre empruntée au sol d'anciens marais incomplètement séchés, étaient entassés à une petite distance de la maison : notre maître venait à l'aurore admirer le soleil levant, en choisissant précisément pour s'y installer la digue fraîchement remuée. Les autres habitants de la maison, moins admirateurs des levers de soleil, étaient encore couchés à l'heure où le professeur X. venait respirer le miasme paludéen — à cela près tous vivaient de la même façon. Après quinze jours d'intoxication quotidienne, notre maître rentre à Paris. Il ne tarda pas à y être pris d'accès fébriles intermittents; de forme grave, qui l'ont tenu deux mois éloigné de toute occupation active; les autres personnes n'éprouvèrent aucun malaise.

Cet accident ne saurait, bien entendu, être imputé à la région arcachonnaise, avec laquelle la région occupée par la propriété des Jacquets ne présente aucun rapport. Les Jacquets sont situés à sept kilomètres d'Arcachon, toute la largeur du bassin nous en sépare; les vents ne soufflent pas dans la direction voulue pour nous en apporter le miasme; de plus l'île des Oiseaux s'interpose, et un épais rideau d'arbres fait obstacle. L'impaludisme qui s'y était réveillé, s'y est éteint ou peu s'en faut, grâce à l'achèvement des terrassements auxquels nous faisions allusion.

La ville est si peu un foyer d'impaludisme, que les médecins au courant de sa valeur hygiénique n'hésitent pas à nous envoyer ceux de leurs malades que des fièvres intermittentes épuisent. C'est ce qu'a fait précisément le maître dont je viens de rappeler la mésaventure; il nous adressait peu après, un ingénieur des mines atteint de malaria depuis un séjour dans le Caucase. Il me serait facile d'en citer d'autres semblables. L'un, entre autres, est caractéristique. Il a trait à un habitant de Bordeaux qui, atteint à trois reprises différentes d'accidents paludéens, ne put s'en débarrasser les deux premières fois que par un séjour dans notre forêt. A la troisième atteinte, il n'hésita pas à se fixer définitivement dans la Ville d'hiver, qu'il habite continuellement depuis, sans le moindre retour offensif de la maladie.

Il est possible d'observer à Arcachon, comme partout ailleurs, certaines maladies contagieuses, telles que la **fièvre typhoïde**, la **diphtérie**. Mais ni l'une ni l'autre ne sont endé-

miques, et chaque année les cas en sont très peu nombreux.
On pourrait dire qu'ils sont exceptionnels eu égard au chiffre
de la population.

Le choléra ne s'est jamais montré à Arcachon. En 1849, il
« avait envahi la ville de la Teste, où il prit rapidement des
proportions extraordinaires, et, pendant près de trois mois,
il fit de nombreuses victimes. L'épouvante était dans tous les
esprits; la plupart des habitants de la commune émigrèrent
à Arcachon, dont les chalets devinrent bientôt insuffisants
pour recevoir cette foule terrifiée. On s'entassait dans toutes
les constructions qui pouvaient offrir un gîte bon ou mauvais, on s'abritait sous des tentes, on campait dans la forêt
et, malgré tout cela, pas un seul cas de choléra ne fut constaté, tandis qu'à la Teste il y avait des malades dans
presque toutes les maisons[1]. »

Au cours des épidémies de 1884 et 1885, nous n'avons pas
eu un seul cas de choléra à enregistrer.

Enfin, pour donner une dernière idée de l'état hygiénique
de la ville, nous pourrons rappeler que pendant la guerre
de 1870-71, nos ambulances reçurent nombre de malades
atteints de variole, de typhus. L'épidémie ne se propagea pas.

1. Oscar Dejean, *Arcachon et ses environs*, 1867.

CHAPITRE III

LA FLORE

1. **La forêt d'Arcachon** : Le Pin maritime. Sa description. Sa floraison.
La chenille processionnaire et le *prurigo printanier*. Les chênes. Les
bruyères. Les genêts. Les houx. Diverses rosacées. Les fougères. *Les
champignons*. — II. **Les plantes rares ou curieuses.** Les plantes méridionales. Les plantes médicinales.

Notre intention n'est point de passer en revue toutes les
plantes qui croissent dans la contrée. Ce serait un travail
aride, superflu, que d'autres ont écrit d'une plume plus
autorisée[1].

Nous nous contenterons d'étudier les végétaux, y compris
les champignons, dont l'ensemble constitue la **Forêt d'Arcachon**. Telle sera la partie la plus importante de ce chapitre.
Puis nous signalerons succinctement quelques plantes rares
ou curieuses du pays, avec les végétaux de latitudes plus
méridionales acclimatés sous notre ciel.

---

1. Consultez : 1° Chantelat. *Catalogue des plantes cryptogames et phanérogames qui croissent spontanément aux environs de la Teste-de-Buch*, Bordeaux, 1844; 2° Laterrade. *Flore bordelaise et de la Gironde*, Bordeaux, 1846;
3° Des Moulins et Lespinasse. *Plantes rares de la Gironde*, Bordeaux, 1863;
4° Guillaud. *Flore du sud-ouest*, Bordeaux, 1884. On trouvera dans les salles
du musée de la Société scientifique d'Arcachon les spécimens des plantes les
plus intéressantes de la contrée. Ces spécimens remarquablement conservés
sont dus aux habiles et patientes recherches de MM. Fillioux et Thézée, botanistes distingués.

I

La forêt d'Arcachon.

C'est une erreur généralement répandue de croire qu'avant l'ensemencement des sables, le pays de Buch était totalement dépourvu de végétation. « Au commencement du siècle, l'effet produit sur l'esprit du voyageur parcourant les sables du golfe de Gascogne était une vive impression de tristesse et de découragement dans le présent, de lugubres pressentiments pour l'avenir.

« En effet, ce voyageur avait, à son horizon, une longue suite de dunes de sables mobiles de trois cents kilomètres carrés; il voyait, au moindre souffle des vents, cette surface, changée pour ainsi dire en poussière légère, voler sous leur impulsion, et détruire aveuglément ce qu'elle rencontrait sur son passage.

« Cependant, de distance en distance, l'œil découvrait de vastes bouquets de forêts dont la belle végétation et la joyeuse verdure tranchant sur la monotonie désespérante du sable, invitaient au repos sous l'ombrage de leurs chênes, de leurs arbousiers, de leurs fougères, et donnaient ainsi dans nos contrées une image des oasis de la Nubie[1]. »

Arcachon s'est élevé au milieu d'un de ces bois, au pied, autour et sur cette vieille *Montagne de Peymaoü* près de laquelle est située la villa Montretout. C'était la **Forêt d'Arcachon**. Puis, plus vers le sud, au delà de la Teste, se dressait une autre forêt plus vaste, plus épaisse, mais renfermant les

---

1. Dr A. Lalesque. *Nicolas Brémontier et Pierre Peyichan jeune, ou les sables du golfe de Gascogne dans les temps anciens et modernes,* 1886. Arcachon, chez Delamarre.

mêmes arbres, la même végétation, on l'appelait et on l'appelle encore dans le pays la **Montagne** ou bien la **Vieille Forêt**. Elle existe toujours avec ses caractères primordiaux, tandis que la forêt d'Arcachon a changé de physionomie, s'est amoindrie et n'existe plus que par endroits, dans certains parcs (parc Péreire), dans certains espaces non bâtis. Entre ces deux forêts s'étaient amoncelées des dunes de sables, blanches, désolées, d'une aridité désespérante. Ce sont ces amoncellements de sable que la main de l'homme a fixé en les couvrant de végétaux, d'arbres, de pins plus particulièrement, si bien que les deux forêts qui dans les temps reculés devaient n'en former qu'une seule, se sont trouvées réunies par une forêt nouvelle.

Ce sont les types principaux et caractéristiques de cette forêt ancienne et nouvelle que je me propose de passer en revue dans ce chapitre.

En premier lieu se présente à nous l'arbre type par excellence de notre pays : le **Pin maritime** (*Pinus maritima*, *Conifères*; **Ping** en patois). « Ornement de nos parcs, habitant de prédilection de nos montagnes, depuis la zone forestière la plus rapprochée du pôle nord jusqu'au sud des Pyrénées, le sapin offre à l'admiration du peintre l'élégance de son port, la hardiesse de son élancement vers le ciel, la beauté de son feuillage vert sombre, sur le fond duquel se détachent au printemps les pointes vert clair de ses jeunes rameaux et les épis jaunes de ses fleurs mâles. Le promeneur recherche ses forêts exemptes de broussailles, tapissées de mousses épaisses et molles qui s'étalent, serrées, sur la terre maintenue constamment humide. Les poètes ont répété les monotones chansons que le vent murmure dans ses lourds et pliants rameaux; le forestier entoure de soins son bois propre à mille usages, tandis que le résinier entaille son écorce d'où coule un utile et abondant produit. Quant au naturaliste, il admire dans ce géant, l'un des arbres les plus vieux de notre monde, l'un des témoins les plus anciens des transformations subies sur la surface de la terre pendant les âges reculés.... Il voit en cet arbre superbe une des formes de transition qui rattachent le présent au passé, les végétaux supérieurs aux inférieurs, l'élégante fleur de nos parterres aux modestes lichens qui rongent les flancs de nos rochers. »

Telle est la première page du nouveau livre (mars 1885) de M. de Lanessan[1]. L'auteur admire l'arbre qui, « placé sur les confins des deux grandes provinces dans lesquelles les botanistes ont coutume de distribuer tous les végétaux », permet de saisir les analogies qui rapprochent et les différences qui éloignent les deux grands embranchements du règne végétal. Il chante en véritable amant de la nature, le sapin, dont l'étude lui fournit le canevas d'un ouvrage qu'il termine par cette conclusion synthétique, d'une si grande portée : « S'il nous était possible d'embrasser d'un seul coup d'œil cet immense ensemble, de saisir à la fois les innombrables formes qui le composent, de voir les dissemblances et les ressemblances qui existent entre elles, nous arriverions à cette conception que tout le règne végétal n'est composé que d'une seule plante, variant à l'infini dans ses formes et son organisation, suivant les conditions dans lesquelles elle vit, elle a vécu et elle vivra pendant le cours illimité des siècles. »

Cette admiration, ne devons-nous pas la partager, quoiqu'à des points de vue plus modestes? Ce que M. de Lanessan a dit du sapin, il l'eût pu dire du pin, à des nuances près. En

---

1. De Lanessan. *Introduction à la Botanique. Le Sapin.* Bibl. scient. intern., Paris, 1885.

effet, aujourd'hui il n'est plus possible scientifiquement, de distinguer les sapins, des pins, que comme sections d'un même genre. Nous qu'abrite et enrichit le pin maritime, nous devons l'admirer doublement, et par son importance en botanique, et par le rôle d'arbre providentiel qu'il joue dans nos climats.

Tout en lui, depuis sa racine pivotante et profonde jusqu'à ses fleurs, est pour nous une source de bienfaits. Le pin, si monotone dans son éternel printemps, n'est-il pas de tous les végétaux celui qui se nourrit le plus aisément dans les sables arides, y grandit avec le plus de rapidité? N'est-ce pas lui qui plonge au cœur des dunes une racine assez puissante pour les fixer? N'est-ce pas lui qui est venu opposer au fléau dévastateur une barrière infranchissable le jour où, grâce aux ingénieux procédés d'ensemencement de notre compatriote Pierre Peyichan jeune[1], la graine de pin trouva enfin quelques heures d'immobilité dans cette mer de sable? La racine pivotante du pin n'a pas été utile qu'en fixant les dunes, car nous l'avons démontré à l'article Sol, elle a assaini le pays, elle a absorbé les eaux stagnantes des marécages, elle a fait le drainage le plus sûr, le plus efficace : le drainage souterrain.

Lorsque l'arbre est déjà grand, qu'il compte une vingtaine d'années d'existence, le résinier l'entaille au flanc, et de sa plaie béante découle le suc propre de l'arbre, suc qui, poisseux et odorant, se concrète en larmes d'abord transparentes et plus ou moins volumineuses : *Barras* ou *galipot*. La

---

1. Voyez l'histoire de la fixation des dunes du littoral, avec lettres autographes de Brémontier, dans le travail déjà cité du Dr A. Lalesque : *Nicolas Brémontier et Pierre Peyichan jeune*. Arcachon, 1886. Il sera facile de se convaincre du rôle primordial joué par Pierre Peyichan dans cette question, aussi bien que de l'oubli.... involontaire de l'histoire et de Brémontier à son égard.

récolte du galipot fournit au résinier ses moyens d'existence ; elle va fournir de nouvelles ressources à l'industrie locale des usines, qui transformera ce suc impur en térébenthine, colophane, poix-résine, etc. De ces mêmes entailles se dégagent les émanations balsamiques qui imprègnent l'air, et sont si salutaires aux poitrines délicates, point particulier que nous examinerons dans la topographie de la ville d'hiver.

Dans ce tronc d'arbre on trouvera les matériaux nécessaires à la partie boisée de nos habitations. On le transformera en planches, en bois de chauffage. Enfin n'est-ce pas lui qui sert à la construction tout entière de ces barques légères, rapides : les *pinasses* de nos marins? J'ai lu il y a quelques mois, je ne sais plus où, que le nom de nos barques était tiré du mot grec : *pinax*. J'avoue à ma honte n'avoir jamais cultivé avec amour la langue divine d'Homère; c'est peut-être pour cela qu'il me paraît plus naturel, quoique moins savant, de faire dériver le mot pinasse de *pinus* (bateau en bois de pin).

Regardons l'arbre au-dessus de sa tige si droite, nous voyons ses branches; au bout des branches supérieures pendent des cônes formés d'écailles dures, imbriquées comme les tuiles d'un toit. Ce sont les fruits de l'arbre : les pommes de pin. Dans ce fruit, l'homme trouvera la graine avec sa petite aile membraneuse, qui contient en germe tout l'arbre et dont l'écureuil au gracieux panache fait sa nourriture. Les pommes de pin avec les copeaux servent de joyeux et rapides allume-feux.

Avant d'arriver aux fruits, considérons dans leur voisinage, toujours sur les branches supérieures, d'autres cônes aux dimensions moindres, d'une organisation identique aux premiers, formés d'écailles vertes, surmontés de deux petits corps blanchâtres en forme de bouteille : ce sont les fleurs femelles.

Au-dessous, sur les branches moyennes et à leur extrémité, on voit au printemps de petits cônes jaunes, en très grand nombre, d'abord arrondis et petits, qui s'allongent bientôt : ce sont les fleurs mâles.

Ainsi le pin possède des fleurs dans lesquelles les organes mâles et femelles ne sont pas réunis dans une même fleur; mais le même individu porte des fleurs mâles et femelles. Toutes sont très rudimentaires. Les fleurs mâles, de beaucoup plus nombreuses, sont sur les branches inférieures, les fleurs femelles sur les rameaux supérieurs. Dans notre forêt, la floraison se fait en avril et en mai.

Un mot sur la fécondation des fleurs :

« Nous savons que les fleurs femelles sont plus élevées sur l'arbre que les fleurs mâles; la conséquence de cette disposition est que les grains de pollen d'un sapin déterminé ne peuvent pas tomber sur les fleurs femelles du même sapin; il faudrait, pour qu'ils atteignissent ces dernières, qu'ils fussent soulevés verticalement par le vent, ce qui doit être fort rare, étant donné que les vents soufflent horizontalement et non verticalement. On pourrait encore supposer que les insectes se chargent du pollen d'un sapin et vont le porter sur les fleurs femelles du même sapin, comme cela est fréquent dans certaines plantes de nos jardins, mais l'organisation des fleurs femelles de sapin ne se prête pas du tout à ce mode de pollinisation. Il faut donc admettre que la disposition relative des fleurs mâles et des fleurs femelles sur le sapin met un empêchement presque absolu à ce que le pollen d'un individu de cette espèce féconde les fleurs femelles du même individu. En revanche, rien de plus facile que la pollinisation des fleurs femelles d'un individu déterminé par le pollen d'un ou de plusieurs autres individus; il suffit pour cela que le vent porte le pollen d'un arbre sur un autre. » (Lanessan.)

Tous ceux qui ont séjourné, dans la Ville d'hiver, à l'époque de la floraison, savent quelle est l'abondance prodigieuse des grains de pollen. Quels tourbillons de poussière jaune la pluie transforme en ruisseaux d'une couleur de soufre! Tout cela du pollen! Tout cela la floraison des pins! Lorsque nous étudierons les conditions particulières du séjour des malades dans la forêt, nous rechercherons quels peuvent être les effets de la floraison.

La floraison des pins avec sa conséquence obligée, la pluie des grains de pollen, est en soi une bonne chose. Le travail de germination qui se fait dans toute la plante, au printemps, exagère la fonction des cellules spéciales, qui versent dans les canaux vecteurs la matière oléo-résineuse qu'elles produisent. Aussi, toute la plante s'imprègne-t-elle de ces sucs. L'écorce fine des jeunes branches, les feuilles nouvelles, les écailles vertes des fleurs en sont gorgées et surchargent l'atmosphère des principes volatils, balsamiques du pin maritime.

Le pollen, comme les autres parties de la fleur mâle, est imprégné de ces substances. En s'épandant au sein de l'air attiédi de la forêt, il le sature de cet arome. L'air des pins est à cette époque de l'année plus salutaire pour les poitrines délicates, pour les estomacs languissants.

Mais que la tourmente survienne et soulève en tourbillons serrés la poussière pollinique, alors il faut se garer, sous peine de respirer des amas de grains, de véritables poussières, au lieu d'un air imprégné de corpuscules imperceptibles et bienfaisants.

En résumé la floraison des pins est salutaire à nos malades lorsqu'elle se produit dans les conditions calmes, ordinaires de notre beau mois de mai, lorsque le pollen tombe lentement en parcelles diffusées, imperceptibles, flottant dans l'atmosphère. Par contre elle devient, sinon dangereuse, du moins inefficace, et doit être surveillée, si des tourmentes, heureusement exceptionnelles, viennent troubler le calme de nos bois, et précipiter sur le sol, avant l'heure, en masses serrées, les semences de la fleur.

Peu d'arbres nourrissent autant d'insectes que le pin. « Il n'est pas une seule de ses parties, fleurs, cônes, feuilles, rameaux, écorce, bois, qui ne serve de berceau ou de pâture à une ou plusieurs espèces. Il n'est pas une époque de sa vie, où il ne soit sous quelque point attaqué par un ennemi, et après même qu'il est tombé en poussière, lorsque son cadavre est réduit à l'état de terreau, certains insectes viennent lui confier l'espoir de leur postérité[1]. » Un seul de ces ennemis du pin, le seul véritablement redoutable pour les arbres non malades, nous occupera à cause de ses relations directes avec certain état pathologique plus incommodant que grave. Je veux parler de la *Chenille processionnaire* du *Bombyx pithyocampa*. Ces chenilles se réunissent en automne pour filer en commun un nid volumineux, destiné à leur servir d'abri pendant la mauvaise saison. Ces nids, faits d'aiguilles de pin agglutinées, sont suspendus le plus souvent à l'extrémité des rameaux et quelquefois mortels pour eux. Au printemps, vers le milieu d'avril, les chenilles descendent de l'arbre en une longue procession sur une seule file, chaque chenille restant en contact immédiat avec celle qui la précède et celle qui la

---

1. Édouard Perris. *Histoire des insectes du Pin maritime*, 1863.

suit. C'est à ce moment-là qu'elles peuvent déterminer ce que je désigne sous le nom de *Prurigo printanier*. Les enfants qui touchent les chenilles ou qui jouent avec des bois, des objets sur lesquels la procession a passé, sont plus particulièrement sujets à cette éruption prurigineuse qui se manifeste chez eux aux mains, aux avant-bras, aux jambes, sur la figure. Les résiniers sont soumis à cette affection, lorsque pendant leur travail, courant pieds nus, ils piétinent une procession. Mais le contact avec la chenille n'est pas indispensable pour déterminer les accidents cutanés. J'ai pu constater nombre de fois cette éruption sur les mains, sur le cou, les jambes de grandes personnes, presque toutes à la peau fine et blanche, chez les femmes plus particulièrement. Ces faits s'observent lorsque la descente de la processionnaire coïncide avec quelques journées de vent. Alors le nid s'effrite et sa poussière est irritante. Nous savons, en effet, que ce nid contient les excréments et les dépouilles de la chenille. Ce sont là les agents de ce prurigo.

Ces accidents cutanés n'offrent d'ailleurs aucune gravité. Leur seul inconvénient est d'empêcher le sommeil pendant la première partie de la nuit : car le prurit s'accentue surtout à ce moment-là. Quelques bains d'amidon, des onctions avec un corps gras quelconque, apaisent rapidement ces démangeaisons. Je n'ai jamais vu cette petite affection durer au delà de quatre ou cinq jours.

Avec le Pin maritime, les arbres les plus nombreux étaient autrefois les **Chênes** (**Cassi** en patois, famille des *Amentacées*). Le Chêne est représenté par plusieurs variétés dont trois sont très communes : 1° le QUERCUS ROBUR (Chêne rouvre ou noir) fleurit en avril-mai ; 2° le QUERCUS TOZA (ou Chêne Tauzin) forme les bois-taillis, fleurit en avril-mai ; 5° le QUERCUS ILEX (Chêne vert ou yeuse), un peu moins commun que les précédents, se rencontre dans les haies; il était autrefois en grand nombre dans les bois, à l'Aiguillon. Le QUERCUS SUBER (Chêne-liège) est une variété très rare qu'on trouvait aussi à l'Aiguillon. Quelques maigres spécimens s'y rencontrent encore, de même que sur quelques routes de la Ville d'hiver. Tout le monde connaît l'usage du liège. C'est l'écorce du QUERCUS SUBER qui le fournit, et lorsqu'elle a été enlevée, le tronc de l'arbre est d'un rouge vif. Les Chênes tendent à disparaître dans la forêt de la Teste et d'Arcachon. Ils sont sacrifiés au Pin, qui est un arbre de revenu. De plus, toute la forêt, sauf la portion restreinte de la commune d'Arcachon, est soumise aux *droits d'usage*. Et si pour abattre un Pin, l'usager doit avoir une autorisation spéciale du syndic des forêts, il a toute liberté de couper tel magnifique chêne qui lui plaira, soit pour en faire du bois de chauffage, soit pour construire un bateau · le chêne étant surtout estimé pour ces deux usages. Nous avons vu que les Chênes splendides de la Chapelle ont été abattus pour servir à la construction d'un bateau de plaisance! Et dire que ces droits d'usage, vestiges de la féodalité la plus reculée, menacent de toujours grever nos propriétés!

Les Bruyères. La famille des *Éricacées* a de nombreux représentants dans notre flore. Ce sont : 1° L'ARBUSTUS UNEDO, connu sous le nom d'*Arbousier* (**Ledouney** en patois), arbrisseau élevé, à feuilles lancéolées, à dents de scie, ses fleurs sont soit verdâtres, soit rosées, en panicule penchée, et ses fruits tuberculeux, les *arbouses*, ont à la maturité une belle couleur rouge vif. Excessivement commun dans les bois de la Chapelle d'Arcachon (parc Pereire), l'Arbousier fleurit en septembre, et ses fruits présentent cette particularité que ceux de l'année précédente ne sont mûrs qu'en octobre de l'année suivante. Aussi trouve-t-on sur le même arbousier des fruits d'un rouge vif et des fruits verdâtres, jaunâtres, qui n'arriveront à maturité que dans un an. Ces fruits d'un goût douceureux, mais très pâteux et peu agréables, sont cueillis par les habitants, qui en font une confiture qui n'a rien de très particulier comme saveur. Autrefois les anciens habitants pauvres les utilisaient encore en faisant une boisson diurétique et rafraîchissante. Cette boisson se prépare ainsi : mettre dans un tonneau une certaine quantité de fruits mûrs ; on les recouvre d'eau ; on les laisse macérer pendant une quinzaine de jours, en les remuant une fois tous les jours ; on tire le liquide au clair et on le met dans des bouteilles bien bouchées que l'on conserve debout dans un lieu frais. « Cette liqueur pétille à peu près comme le vin de Champagne et est fort agréable à boire ; il serait facile de la rendre plus agréable encore en y ajoutant du sucre et en l'aromatisant » (Chantelat). Les indigents ont renoncé depuis longtemps à ce genre de boisson. Lorsqu'avec la culture des huitres, l'exploitation des forêts, le bien-être s'est introduit dans nos populations, le vin n'a pas tardé à détrôner pour jamais la liqueur des arbouses.

2° Les **Bruyères** proprement dites (genre *Erica*, **Brande, Branne, Bruc** en patois) sont nombreuses et variées dans nos bois. Les suivantes sont très communes.

a) Erica scoparia, arbrisseau élevé, fleurs d'un jaune verdâtre, est la *bruyère à balais* (juin-juillet).

b) Erica cinerea : plante cendrée, fleurs rouges violacées, (juin-juillet).

c) Erica ciliaris : fleurs en grappe allongée, rouges à corolle allongée, renflée au milieu (juin-juillet-août).

d) Erica tetralix : fleurs en ombelles, rose tendre (juin-juillet-août).

Ces trois dernières espèces se trouvent aussi dans les mêmes lieux, avec la variété à fleurs blanches.

e) Erica polytrichifolia : arbrisseau rameux, fleurs blanches ou légèrement rosées (janvier-février). « Le botaniste chercherait vainement ailleurs que dans les marais de la Teste, qu'elle décore pendant les mois de décembre, janvier et février, la belle *bruyère à feuilles de polytric* » (Chantelat).

f) Erica vulgaris : Calice coloré, fleurs roses (juillet-août).

g) Erica vagans. Fleurs rosées en épi feuillé, anthères noirâtres. Variété assez rare.

Les Genêts (en patois **Ginestre**) forment dans notre forêt un vaste sous-bois qui, à l'époque de la floraison, avril-mai-juin, offre le coup d'œil le plus saisissant. Les fleurs, d'une belle couleur jaune, sont si nombreuses, si serrées, que c'est à perte de vue un vaste tapis doré ! On sait quel rôle les genêts ont joué dans la fixation des dunes, rôle secondaire, un peu effacé, mais d'une importance indiscutable. La rapidité avec laquelle ils prennent racine dans nos dunes fit que la graine des genêts étant mélangée à la graine de pin, on les jetait après mélange, en proportions calculées, sur le terrain à ensemencer. Mais les genêts furent surtout employés, grâce à leur abondance et à leur proximité, pour former ces *couvertures* dont l'invention, due à Pierre Peyichan, permit enfin de fixer à coup sûr les sables de nos dunes. Ce système rallia, après preuves faites, Brémontier et tous ceux qui, après lui, ont ensemencé les dunes, et devint le procédé officiel !

Les Genêts (famille des *Papilionacées*) n'ont dans notre flore que deux types. Le Genista Anglica, extrêmement commun, est un arbrisseau pouvant atteindre un mètre et deux mètres

au-dessus du sol, à belles fleurs jaunes en mai-juin. Le CYTI-
SUS SCOPARIUS (*Genêt à balai*) vient dans les bois de pins, sur
les dunes ; c'est un arbrisseau d'un mètre à deux, qui porte
en avril-mai des fleurs jaunes, grandes, presque disposées
en épis. Cette plante est tonique et alimentaire ; les bestiaux
en recherchent les fleurs, les fruits et les jeunes pousses. Les
moutons en sont très friands. S'ils s'en nourrissent en trop
grande quantité, le fruit détermine un pissement de sang,
connu sous le nom de *ginestade*. Ses branches sont utilisées
pour faire des balais.

A cette même famille des *Papilionacées* appartiennent les
Ajoncs (en patois **Jaoügues**). Ce sont des arbrisseaux très épineux, pouvant atteindre deux mètres, à feuilles linéaires pi-
quantes, à fleurs jaunes. L'ULEX EUROPEUS (*Ajonc* ou *Landier*)
atteint parfois deux mètres et au delà ; il est extrêmement
commun dans les landes, les bois, et fleurit presque toute
l'année. On l'emploie utilement pour la nouriture des bestiaux. L'ULEX NANUS (*Petit Ajonc*) n'est pas moins commun,
plus petit que le précédent, fleurissant en septembre et octobre.

Les Houx (famille des *Iléacées*, **Agreoü** en patois), autrefois
fort nombreux dans la forêt d'Arcachon, sont toujours très
communs dans la forêt de la Teste, surtout aux environs
du lac de Cazeaux. L'ILEX AQUIFOLIUM est un arbrisseau à feuilles
ovales, pointues et épineuses, d'un vert brillant, à échancrures
irrégulières. Ses fleurs blanches et ses baies d'un rouge vif
produisent l'hiver un bel effet. C'était la plante favorite de
Walter Scott. Dans notre forêt les houx atteignent commu-
nément trois mètres et au delà. Le bois en est massacré par
tout résinier qui a besoin d'un manche de hache ou d'une
canne !

Le Houx frelon ou petit houx (en patois **Gresic**), ainsi nommé de sa ressemblance avec le houx, quoiqu'il appartienne à une famille différente, la famille des *Asparagées*, est le Ruscus aculeatus de Linné. Il est excessivement commun dans nos haies, nos buissons. Sa tige est très courbée, très rameuse, les feuilles toujours vertes, à pointe piquante, portent la fleur verdâtre à la base ou au milieu de leur surface supérieure. Ses fleurs s'épanouissent en octobre-novembre; les baies sont d'un beau rouge; la racine est une des cinq racines apéritives majeures.

Les Ronces (en patois **Aroumics** — famille des *Rosacées* — variété Rubus fructicosus) sont extrêmement communes et forment d'énormes buissons; les tiges sont anguleuses et redressées, les feuilles tapissées à la surface inférieure d'un duvet blanchâtre, les pétioles armés de piquants, les fleurs blanches ou rouges apparaissent en juin-juillet. Le fruit, connu sous le nom de mûres, est composé d'un assemblage de petites baies rouges qui deviennent noires à leur maturité. La cueillette de ces fruits est une joie pour les enfants du pays; outre qu'ils s'en régalent au point d'en avoir une indigestion, comme j'en ai observé un cas, ils en font une encre de qualités douteuses. Une fauvette dont la chair succulente rappelle celle des ortolans, très friande de ces baies, vit, au moment du passage, sur les ronces; c'est le Mûrier. La racine du Rubus fructicosus fendue et privée de sa moelle est très flexible. Ainsi apprêtée elle sert à lier des cercles. Des branches on fait un piège à nœuds coulants formés de crins, connu dans le pays sous le nom de « Cedaces » et à l'aide duquel on capture précisément les mûriers. On sait enfin que les fruits astringents et aromatiques servent à faire un sirop, *sirop de mûres*, fréquemment employé en médecine.

L'aubépine blanche (en patois **Brai blanc,** — *Rosacées,* — variété Cratægus oxyacantha), extrêmement commune, est un arbrisseau diffus, en buisson épineux. Les fleurs, qui s'épanouissent en avril-mai, sont blanches et odorantes, quelquefois pourprées ; le fruit est d'un beau rouge. On trouvait encore quelques spécimens, peu nombreux à la vérité, de *Poiriers sauvages* (en patois **Pereys** ou **Perouteys**), appartenant à la famille des *Rosacées,* variété Pyrus communis. C'est un arbuste épineux, à feuilles arrondies ou ovales presque toujours dentées en scie. Fleurit en avril-mai, en corymbe et blanc. Le fruit en est plus que médiocre. C'est sur ce sauvageon qu'on a greffé des variétés différentes.

Le Prunus Spinosa (*Prunellier, Prunier épineux* ou *Épine noire* — en patois **Brai negue**) est de la même famille. Arbuste à belles baies noires, extrêmement commun dans les buissons, fleurit en mars-avril.

Quelques rosiers sauvages figuraient dans les bois de Notre-Dame d'Arcachon : la variété Rosa sempervirens (rosier toujours vert) fleurissait en mai-juin avec des fleurs blanches odorantes.

Les Fougères ont de nombreux représentants dans notre forêt. Elles étaient autrefois très employées par les habitants pour faire une litière moelleuse à leurs animaux. Aujourd'hui encore, les résiniers qui ont une vache utilisent les Fougères pour cet emploi. Mais cette litière se brise facilement et salit les animaux. La plus commune de toutes est l'Aquiline (Pteris aquilina). C'est la fougère proprement dite, employée chez nous, comme nous l'avons dit, et aussi par les marchandes de poissons, soit qu'elles en mettent une couche au fond de leur panier pour y étaler leur pêche, soit qu'elles entourent le poisson pour l'expédier au loin.

Citons parmi les variétés rencontrées dans nos bois : Ophio-
glossum lusitanicum et vulgatum (langue-de-serpent) ; Osmunda
regalis (fougère fleurie), Scolopendrium sagittatum et officinale
(scolopendre, langue-de-cerf), qui peut servir à la préparation
de la bière à cause de son amertume ; et diverses variétés
de Polystichum, Thelypteris, Filix mas (fougère mâle), Dilatatum
aculeatum ; le Ceterach officinarum (herbe à dorer) ; le Poly-
podium vulgare.

Enfin le sol est recouvert de diverses **Mousses**, dont la plus
commune est la variété Yuccæ-folium du genre *Polytrichum
commune*, formant par toute la forêt un tapis continu.

Les Champignons.

Nous ne devons pas terminer sans quelques mots sur les
Champignons. Partout où il exerce, le médecin doit posséder
à fond la flore cryptogamique, sinon au point de vue purement
scientifique, du moins en conséquence du côté pratique de la
question. Il faut savoir, en effet, distinguer les cryptogames
utilisables comme aliments, de ceux qui doivent être évités
comme dangereux. Prémunir du poison, n'est-ce pas un but
assez important à atteindre?

Nous trouvons d'abord un certain nombre de **Bolets**, dont
deux variétés sont employées comme comestibles.

1° Boletus edulis (*Cèpe franc, Tête rousse*), est très commun dans nos bois au pied des chênes, en septembre ; comestible excellent.

2° Boletus castaneus (*Cèpe creux*), est très commun dans les
bois sablonneux, dans la forêt d'Arcachon, en novembre.
Comestible médiocre.

Les variétés suivantes ne sont point employées par les habitants comme aliments, quoique toutes ne soient pas vénéneuses.

1° BOLETUS LIVIDUS.

2° BOLETUS SUBTOMENTOSUS. Très commun dans les bois, en septembre-octobre. Vénéneux d'après Léon Marchand. Comestible, mais de médiocre qualité, selon Bertillon.

3° BOLETUS CYANESCENS (*Bolet indigo*). Rare. Vient dans les bois sablonneux, en octobre et novembre. La chair en est blanche, mais dès qu'on coupe le champignon, elle prend une belle teinte bleue. Au sujet de ces changements de coloration, survenant dans la chair des bolets après leur arrachement, il règne les plus grands préjugés. On considère généralement comme bolets vénéneux ceux dont la chair froissée ou rompue se colore subitement en bleu ou verdâtre. Il n'y a pas lieu d'admettre ce signe distinctif, car il n'est pas réel, et pourrait entraîner les plus grands désastres. Ainsi le BOLETUS FRAGRANS et le BOLETUS VERSIPELLIS, qui sont certainement comestibles, changent de couleur. « Le Bolet bleuissant par excellence, B. CYANESCENS, n'est nullement démontré vénéneux » (Bertillon).

4° BOLETUS LURIDUS (*Bolet pernicieux*). Rare. En septembre et octobre dans les bois. La variété TUBEROSUS est plus commune. Très dangereux.

Les Agarics et **Agaricinées** figurent en bien plus grand nombre dans notre flore que les Bolets. On en compte trente et une variétés au moins.

Les variétés dont on fait un usage comestible sont :

1° CANTHARELLUS CIBARIUS (*Gyrolle* ou *Chanterelle*). Extrêmement commun, sur la terre, dans les bois en juillet-août-septembre. Il est très recherché, possède une odeur agréable et une saveur légèrement poivrée.

2° Agaricus campestris (*Champignon de couche, Pâturon blanc*). Est très commun dans les pelouses, au mois de septembre. C'est le plus utilisé de tous les champignons. Dans les contrées où pousse l'Agaricus mappa (*Oronge blanche*), variété très vénéneuse, la confusion peut s'établir avec l'Agaricus campestris. L'absence dans nos bois, de l'*Oronge* blanche, préserve de cette redoutable erreur.

3° Agaricus prunulus (*Petite mamelle*). Commun sur les pelouses en juillet-août-septembre.

4° Agaricus deliciosus (*Agaric délicieux*). Excessivement commun dans les bois, parmi les bruyères; en automne. Pousse en groupes souvent symétriques dans les forêts de pins. Très recherché des amateurs; aurait un goût très prononcé et très fin de chair d'agneau?

5° Agaricus excoriatus, 6° Agaricus procerus. Ces deux espèces dont la première est rare, la dernière très commune, ne sont pas très distinctes et peuvent bien n'être qu'une variété d'un même champignon.

7° Agaricus ruber (*Rougeotte à lait doux*). Excessivement commun dans les bois de pins, en octobre-novembre. Trattinick prétend qu'il est délicieux, il ajoute même qu'il n'a jamais rien mangé d'aussi agréable.

8° Agaricus sinuatus arenarius de Laterrade (*Dore soufré*). Est très commun sur la terre, dans les bois sablonneux, en octobre et novembre. Vulgairement appelé *Bidaoü* dans le patois du pays, il est très employé comme aliment. Il est très caractérisé par son pédicule et ses feuilles jaune-serin. Est très aqueux.

Les variétés suivantes ne sont point employées comme comestibles ou bien sont vénéneuses :

1° Agaricus sulfureus (*Citron*). Très commun sur la terre et les troncs d'arbres en novembre. Est de tous les champignon de la contrée le plus dangereux. En effet il est très facilement confondu avec l'Agaricus arenarius, dont on fait le plus grand usage : il ne s'en distingue que par sa couleur soufrée plus prononcée et plus brillante, et quelques modifications dans le pied. Les indigènes ne s'y trompent pas, mais les étrangers peuvent commettre cette erreur. C'est ainsi qu'il y a deux ans, deux douaniers du poste de la pointe du Sud mangèrent de l'Agaricus sulfureus. L'un fut emporté en quelques heures ; le second, après les symptômes les plus alarmants, que vint compliquer un abcès énorme de la marge de l'anus, finit par guérir.

2° Agaricus phalloïdes (*Oronge-ciguë verte*). Excessivement commun dans les bois en septembre et octobre. 3° Agaricus vernus (*Oronge-ciguë blanche*). Les bois en mai, juin, juillet, août, très commun. Il séduit par sa belle couleur blanche. Ces deux variétés ne se distingent que difficilement entre elles. Peu importe à la pratique, puisqu'elles sont l'une et l'autre vénéneuses. Elles peuvent être confondues avec une variété comestible, Agaricus ovoïdens, mais qui ne pousse pas dans notre pays.

4° Agaricus muscarius (*Fausse oronge, Agaric moucheté*). Excessivement commun dans les bois sablonneux en septembre et octobre. Très vénéneux, très dangereux à cause de sa ressemblance superficielle avec l'Oronge vraie (Ag. Cæsareus). Cette dernière variété ne se trouvant pas dans notre flore, la confusion n'est pas à redouter.

5° Agaricus radiatus. 6° A. piaceus. 7° A. digitaliformis. 8° A. squamosus. 9° A. squarrosus. 10° A. sinuatus. 11° A. conchatus. 12° A. tigrinus. 13° A. sulfureus. 14° A. puniceus. 15° A. piperatus. 16° A. dycmogalus. 17° A. subdulcis. 18° A. pectinaceus.

19° A. russula, très rare. Comestible (?). 20° A. annularius. Rare. Comestible dans les Cévennes. 21° A. granulosus, etc.

II

Plantes rares, méridiodales, médicinales.

Citons sommairement quelques plantes qui, curieuses par leur origine exotique, se sont naturalisées là où elles se sont établies, ou qui ne se trouvent guère au delà de chez nous.

1° L'Aster trifolium qui vient sur les prés salés ; l'Aster novi-belgii (de la Nouvelle-Hollande) ; l'Aster brumalis (*Composées*) sont des plantes originaires d'Amérique, et très communes dans notre flore.

2° Une autre plante originaire d'Amérique est le Phytolacca decandra (Phytolacca a dix étamines), qui est aujourd'hui une des plantes les plus communes de tout le département. Les oiseaux, qui sont très friands de ses belles baies rouges, en sèment la graine partout et en infestent le pays. « D'après une tradition universellement répandue, cette plante a été introduite dans le département de la Gironde par les moines de Carbonnieux, près Saint-Magne. Ces religieux ayant du vin blanc en réputation, mais du vin rouge médiocre en couleur, imaginèrent en 1770 d'employer du Phytolacca, vulgairement appelé *Tinturey* à Bordeaux et *Raisin de Colindre* à Dax, qu'ils firent venir de son lieu natal. Ils en semèrent : la plante réussit au delà de leurs espérances, puisqu'elle se répandit bientôt dans tous les environs, et de là dans tout le midi de la France. » (Thore). C'est un purgatif violent.

3° Le Chenopodium ambrosioïdes est une plante rare chez nous, originaire du Mexique et de la Corse. Elle est vulgairement connue sous le nom de *Thé du Mexique*, et répand une odeur forte et agréable (*Chénopodées*).

4° La famille des *Campanulacées* a quelques représentants dans notre flore. Je n'en veux signaler qu'un seul du genre Lobelia : la Lobelia dortmana, plante à tige nue, à feuilles linéaires, nombreuses, en rosette radicale, blanchâtre. Très commune à l'étang de Cazeaux, au lieu dit Maubrucq, se trouve encore près de la Chapelle de Cazeaux, dans le canal de la Compagnie des Landes. Fleurit au mois de juillet, dès les premiers jours. Elle n'existait autrefois en France qu'à l'étang de Cazeaux, mais se trouve aujourd'hui sur les bords des lacs de la côte (Guillaud).

5° On ne compte pas moins de 38 variétés de *Légumineuses*. Je n'en citerai qu'une seule, parce qu'elle ne croît que dans les lettes voisines de la mer, depuis le bassin d'Arcachon jusqu'à Bayonne : l'Astragalus bayonnensis, dont les fleurs sont d'un bleu pâle.

Nous citerons sans nous y arrêter autrement : l'olivier, acclimaté depuis 20 ans, le laurier-rose, le myrte, le grenadier, l'aloès, le mimosa dealbata, l'eucalyptus, le figuier qui atteint partout de grandes proportions. Ceux qui poussent à Moulleau, au lieu dit « les Figuiers », sont d'une puissante venue.

En terminant, je citerai les principales plantes d'un usage médicinal que l'on trouve soit en liberté, soit cultivées. Ce sont l'*arbousier*, feuilles diurétiques ; l'*armoise*, emménagogue ; la *bardane*, racine en poudre ou en décoction contre les dartres, la gale et la teigne (herbe aux teigneux) ; la *ciguë* (Conium maculatum), la *douce-amère*, le *fenouil*, la *guimauve*, le *datura stramonium*, la *potentille rampante* (Vulnéraire) ; le *sureau*, le *tilleul*, la *digitale pourprée*, l'*hyoscyamus niger* ou *jusquiame*, rare.

CHAPITRE IV

DES EAUX POTABLES

I. **Notions sommaires sur les eaux potables.** — II. **Le puits filtrant
ses eaux. Les puits simples** : Valeur qualitative et nature de leurs
eaux. Leurs dangers possibles pour la santé publique. La fièvre typhoïde. — III. **Les puits artésiens.** Leur insuffisance quantitative. —
IV. **L'eau du lac de Cazeaux.** Description du lac. Ses profondeurs. Son
lit. Son mode de formation. Son alimentation. 1° Valeur qualitative :
A. Preuves biologiques ; B. Preuves physiques et chimiques; C. Preuves expérimentales ; 2° Valeur quantitative.

I

Notions sommaires.

S'il est une question qui doive préoccuper et le malade qui
s'expatrie, et le médecin qui envoie ses clients dans les stations hivernales, n'est-ce pas celle des eaux potables ? L'importance en est telle, que si dans une station parfaite en tant
que conditions climatologiques, on trouve de mauvaises eaux,
elle ne saurait être conseillée. Nul artifice ne peut remédier
à ce grave inconvénient : l'absence d'eau vraiment potable.

Cette préoccupation doit se manifester encore dans bien
des esprits en ce qui concerne Arcachon. Une double raison
rend légitime cette préoccupation, d'abord parce que le passé
de notre ville n'est pas exempt de justes critiques à cet
égard ; et en second lieu parce que rarement on trouve au
bord de la mer une eau abondante et d'excellente qualité.

Hâtons-nous de le dire, aujourd'hui toute inquiétude serait mal fondée. La ville distribue aux habitants de l'eau avec ce double caractère fondamental si précieux : *saine* et *abondante*.

Mais avant de jeter un coup d'œil rétrospectif sur l'historique de cette question, de voir par quelles étapes successives elle a passé; d'étudier comment d'une eau douteuse, telle que celle provenant des puits avoisinant le bord de la mer, on est arrivé à une eau parfaite, il nous faut donner quelques notions sommaires sur les caractères des eaux potables.

Eaux potables. L'eau constitue la principale boisson de l'homme et des animaux. Pour qu'elle puisse être utilisée, elle doit présenter certains caractères, jouir de certaines propriétés.

D'après Guérard, « *l'eau potable doit être limpide, tempérée en hiver, fraîche en été, inodore, d'une saveur agréable. Elle doit dissoudre le savon sans former de grumeaux, être propre à la cuisson des légumes secs, tenir en dissolution une proportion convenable d'air, d'acide carbonique et de substances minérales, ces dernières n'excédant jamais $0^{gr},55$ par litre, enfin elle doit être exempte de matières organiques.* »

L'eau doit contenir certaines substances utiles, nécessaires. Ce sont les gaz de l'air (oxygène, azote), l'acide carbonique et le chlorure de sodium. Les proportions dans lesquelles ces substances doivent entrer dans la constitution de l'eau sont, nous le verrons, très diversement appréciées. — Selon quelques auteurs, de bonnes eaux doivent contenir :

Azote.	20 à 22^{cc}	
Oxygène.	9 à 10	par litre.
Acide carbonique.	20 à 25	

Nous verrons que de bonnes eaux peuvent présenter un chiffre bien inférieur.

Pour être parfaitement salubre, l'eau ne devrait renfermer ni *sulfate de chaux*, ni *sulfate de magnésie*, ni *substances organiques* en dissolution. Et cependant toutes les eaux en contiennent ou peu s'en faut. L'important est qu'aucune de ces substances n'atteigne un chiffre trop élevé, chiffre d'ailleurs sur lequel on est mal fixé.

Enfin on peut trouver des sels qui non seulement ne nuisent pas à la qualité de l'eau, mais la rendent saine et agréable, toujours sous la réserve de n'y être pas dissous en excès. Tels le *carbonate de chaux*, le *carbonate de magnésie*.

De tous ces sels, le plus nuisible est le *sulfate de chaux*. Il est très abondant dans les puits de Paris, et rend les eaux séléniteuses.

En économie domestique, il faut distinguer deux sortes d'eau :

1° Les eaux dures ou crues.
2° Les eaux douces.

1° *Les eaux dures ou crues* sont celles qui renferment en trop grande proportion des sels calcaires, proportion qui, d'après certains auteurs, ne devrait pas excéder 0 gr. 25 par litre. Leur dureté dépend de la présence de la chaux, soit sous forme de sulfate, soit sous forme de carbonate. De telle sorte que le carbonate de chaux, sel qui améliore l'eau, ne doit pas dépasser le chiffre de $0^{gr},20$ par litre (Belgrand). Ces eaux dures se caractérisent par ce fait qu'elles ne dissolvent pas le savon, qu'elles sont en conséquence impropres au blanchissage du linge, sur lequel elles forment un savon calcaire insoluble, précipitant toutes les impuretés que le blanchissage devrait faire disparaître. Ces mêmes eaux cuisent mal les légumes et les durcissent de plus en plus au lieu de les amollir. La présence du *sulfate de chaux* est la cause de ces deux phénomènes.

Au point de vue physiologique, les eaux dures sont difficiles à digérer, peu agréables au goût.

2° *Les eaux douces* se caractérisent par la faible quantité de sels incrustants. Une eau trop douce ne fournit plus au corps les éléments minéraux qui lui sont nécessaires. Cet inconvénient est bien moindre que *la dureté*, car les éléments minéraux peuvent être introduits par les autres aliments. Tels sont sommairement les caractères physiques et chimiques des eaux potables. Ces caractères chimiques que l'on considérait autrefois comme les plus importants, parfois même comme absolus, ne sauraient être acceptés comme les seuls utiles à connaître. Nous verrons combien ils sont variables, et que s'il faut en tenir un compte sérieux, ils ne sauraient à eux seuls donner une certitude complète.

II

Le puits filtrant. Les puits simples.

Le 2 mai 1857, par décret impérial, Arcachon, qui jusqu'alors faisait partie de la Teste-de-Buch, fut érigé en commune ayant son autonomie propre.

Dès la première séance, le Conseil municipal de la jeune cité décida « que la commune contribuerait pour un tiers dans la dépense de construction du *puits filtrant ses eaux*, dont M. le Préfet avait ordonné la construction, à Arcachon, sur les fonds de l'État, afin de porter à $1^m,50$ le diamètre de ce puits, qui ne devait avoir qu'un mètre comme tous ceux que l'administration faisait creuser dans les Landes. »

En effet, dès l'année 1857, le Conseil général du département s'était ému de l'état d'insalubrité des landes de la Gironde, et avait attribué, non sans raison, le triste état de santé des habitants, hommes et animaux, à la mauvaise qualité des eaux ingérées. Dans nos landes pas de sources, pas d'eaux courantes, et immédiatement au-dessus du sable, à une profondeur de 60 à 70 centimètres, on trouve l'alios.

Les eaux de pluie suivent les pentes de cette couche, ou bien, si les pentes font défaut, elles séjournent au-dessus, exposées à toutes les variations atmosphériques, ne tardant pas à s'altérer, se corrompre, et à perdre le peu de qualités qu'elles présentaient.

Avant la sage intervention du Conseil général, les habitants de ces contrées si peu privilégiées, obligés cependant d'avoir de l'eau, allaient la chercher au-dessous de la couche d'alios. Cette eau était d'une coloration très foncée, parfois verdâtre, d'une saveur et d'une odeur marécageuses, provenant de la couche *aliotique albumineuse* de Fauré.

Pour obvier à ces graves inconvénients, dont le plus réel était la fièvre intermittente, l'État fit construire des *puits filtrants* qui améliorèrent puissamment les conditions sanitaires des communes pauvres des landes. La construction de ces puits était basée sur la constatation de deux faits. On savait qu'au-dessous de l'alios, environ à 10 mètres de profondeur de la nappe d'eau *superficielle* ou *aliotique albumineuse*, est une nappe d'eau à caractères différents, plus abondante, de qualité meilleure : la couche *sous-aliotique* de Fauré, que pour éviter toute confusion de nom j'appellerai la *nappe des sables*. On savait d'autre part la puissance filtrante du sable, à laquelle ces eaux, qui ne sont autres que les eaux superficielles, devaient d'avoir perdu leurs qualités délétères. Que fallait-il donc pour réaliser de bonnes prises d'eau, sinon creuser un puits assez profond pour recueillir les eaux de la *nappe des sables*, tout en rendant ses parois imperméables, afin d'empêcher les eaux de la couche *aliotique albumineuse* d'y pénétrer autrement que par l'orifice inférieur du puits, c'est-à-dire après avoir traversé une épaisseur de 7 à 8 mètres de sable faisant office de filtre. Ces conditions furent scrupuleusement observées dans l'établissement des puits filtrants.

Le fond était jonché de pierres riches en sels de chaux, pour que l'eau pût s'en imprégner : l'absence ou du moins la faible quantité des carbonates étant l'une des caractéristiques des eaux des landes. Il n'est point démontré chimiquement que par ce procédé on ait augmenté la richesse des eaux en sels incrustants, en carbonate de chaux plus particulièrement.

Certes le sol d'Arcachon n'est pas de tout point comparable au sol des landes avoisinantes. Tout au bord de la mer, le sable y prédomine presque exclusivement, l'alios n'y existe pas. Mais à l'instar de toute la région landaise du département, la ville est dépourvue de sources. Aussi faisait-il preuve de sagacité, le Conseil municipal qui votait la construction d'un puits destiné à filtrer l'eau de la ville, et lui donnait des dimensions suffisantes pour que toute l'eau fût distribuée dans de bonnes conditions hygiéniques.

Le puits fut creusé, l'eau analysée par un habile chimiste

bordelais Fauré[1], qui a laissé sur les eaux du département de la Gironde des études remarquables, consultées encore aujourd'hui avec fruit. Voici quel fut le résultat de son analyse.

Analyse de l'eau du puits F, pratiqué par l'administration pour l'alimentation des fontaines publiques d'Arcachon.

Carbonate de chaux. . . .	0^{g}137	
Sulfate de chaux.	0.032	
Chlorure de sodium.. . .	0.028	
Chlorure de calcium. . .	0.025	sur un litre d'eau.
Azotate de chaux.	0.013	
Silice et fer.	0.010	
Matière organique.	0.007	
	0.252	

Fauré concluait non sans raison à l'excellence de cette eau, pour la boisson des hommes et des animaux. En effet, les sels utiles, *carbonate de chaux, chlorure de sodium,* s'y trouvent en bonne proportion, quoique un peu faible pour le premier ; et les sels nuisibles, *sulfate de chaux, chlorure de calcium,* n'excèdent pas un chiffre, bien au delà duquel ils restent encore sans effets nuisibles.

Le puits creusé, l'eau analysée, on construisit, près de l'hôtel Legallais, un château d'eau de huit mètres de hauteur, et d'une contenance de quinze mille litres. Les tuyaux de conduite, canalisant les eaux dans les divers quartiers de la ville, étaient en ciment de Boulogne. Les joints furent établis d'une manière si défectueuse, que le système de distribution ne put servir, l'eau se perdant en chemin ; qu'il constitua une dépense inutile, et que les habitants durent

---

1. Fauré. *Les eaux du département,* 1853.

se contenter de l'eau telle que la leur fournissaient leurs puits ordinaires.

Ainsi échoua, par un vice déplorable de construction, cette idée judicieuse du *puits filtrant ses eaux*[1].

Les habitants durent s'approvisionner aux puits creusés en certains points de la ville, et dont quelques-uns fournissaient une eau relativement bonne. Je citerai le puits de la propriété Legallais, celui de la propriété Debans, celui de la cabane de Duprat-Bireban, creusé au pied de la dune de Peymaoü, le plus éloigné de la mer. C'est celui qui donnait de l'eau incolore avec la plus grande constance. Fait curieux! le puits de la propriété Debans, celui de la propriété Mérillon, éloignés d'à peine quelques mètres, avaient des eaux absolument différentes; incolores dans le premier, très colorées dans le second, après les grandes pluies ou les grandes marées plus particulièrement. Mais de la presque totalité des puits on retirait une eau fortement ambrée, d'un goût particulier, non désagréable en soi, mais inspirant quelques défiances.

L'analyse de ces eaux vint démontrer leur infériorité sur celles des puits filtrants qui n'avaient pu être utilisées. Non seulement le *carbonate de chaux* ne s'y trouve pas en plus grande quantité, mais de plus elles renferment certains sels nuisibles.

Voici l'analyse de Fauré.

---

1. Les deux puits filtrants que l'administration préfectorale fit creuser à la Teste, existent encore. L'un est au milieu de la place Pierre Péyichan, l'autre de la place Thiers. Ils fournissent toujours une eau abondante, limpide et saine. Le fameux puits de la place Saint-Marc, à Venise, n'est autre chose qu'un puits filtrant, recueillant par son orifice inférieur les eaux de pluie, ses parois ayant été rendues imperméables, et son orifice supérieur obstrué à dessein. L'eau qu'il fournit est bonne.

Puits d'Arcachon.

Acide carbonique. . .	
Air atmosphérique. .	indéterminés.
Carbonate de chaux.	0ᵍ157
Sulfate de chaux.	0.074
Sulfate de *magnésie*..	0.022
Chlorure de sodium	0.131
Chlorure de calcium.	0.026
Silice, oxyde de fer.	0.017
Matières organiques.	0.020
Iode (des traces).	». »

par litre.

0.427

Le voisinage de la mer se révèle dans cette analyse par
la présence de deux sels dont l'un nuisible, le *sulfate de
magnésie*, s'y trouve dans la proportion de 0ᵍʳ,022. Le *chlorure de sodium* s'élève à un chiffre de 0ᵍʳ,131.

Ce sont là des caractères spéciaux aux puits d'Arcachon,
car si nous rapprochons de leur analyse celle des puits de
la Teste, nous ne voyons pas figurer dans ces derniers le sulfate de magnésie, et le chlorure de sodium n'y atteint pas
un chiffre aussi élevé.

Puits de la Teste.

Carbonate de chaux.	0ᵍ155
Sulfate de chaux.	0.082
Chlorure de sodium.	0.121
— de calcium.	0.034
Silice, oxyde de fer.	0.016
Matières organiques.	0.026
Iode (des traces)	». »

0.434

L'action purgative bien connue du sulfate de magnésie se
manifestait chez les nouveaux venus, ce qui ne laissait pas
que de les tenir en prévention contre l'usage de cette eau.

Puis enfin la quantité de matières organiques était supérieure à celle du puits filtrant. La coloration de ces eaux, d'après un chimiste distingué, Magonty, relevait non de la présence de l'albumine végétale des eaux des landes, mais de la matière colorante des pins, tenue en suspension. Cette coloration est aussi attribuable, en partie, à la présence du fer trouvé en proportions pondérables et dans le puits filtrant, et dans les puits ordinaires. La présence du fer ne nous surprendra nullement, sachant que le sous-sol des contrées avoisinantes, formé d'alios, contient des sels de fer. Malgré que le sous-sol d'Arcachon soit dépourvu d'alios, ses eaux contiennent du fer : preuve évidente que ses puits sont alimentés par des eaux venant de loin, et suivant la pente qui les amène à la mer. J'ajouterai que la coloration et l'action nocive de ces eaux me semble tenir à une autre cause, non encore signalée. Je fais allusion à la matière colorante de l'alios, sur la nature de laquelle je ne puis actuellement me prononcer, mais qui est soluble dans l'ammoniaque, gaz que les eaux de pluies au voisinage de la mer contiennent en proportions notables.

Aujourd'hui quelques-uns de ces puits existent encore, et sont utilisés pour tous leurs besoins domestiques par certains habitants imbus, à l'égard de l'eau de la ville, de préjugés dont nous allons faire justice. Ces puits sont trop vantés! Le détail de l'analyse le démontre amplement. J'ajoute qu'ils sont dangereux, et peuvent déterminer par l'usage en boisson de leurs eaux certaines affections graves, la *fièvre typhoïde* plus particulièrement. Parmi les théories mises au jour pour expliquer l'origine de la fièvre typhoïde, il en est une qui attribue cette maladie aux émanations fécales ou putrides. Si bien que pour certains médecins, et nous citerons en France, le professeur Jaccoud, Bergeron, Guéneau de Mussy, L. Collin, la fièvre typhoïde peut être due à la présence dans le sol de matières excrémentitielles. Le meilleur moyen de transport du contage typhoïde, ainsi répandu dans le sol, est l'eau. La pollution s'effectue plus facilement, si les fosses d'aisances ne sont pas imperméables, et si l'eau n'est point abritée dans des conduites. Or ne savons-nous pas combien, malgré les arrêtés de l'administration, les fosses d'aisances sont en mauvais état, et combien le service des vidanges offre encore de côtés défectueux !

De plus, si l'on recherche les rapports topographiques de l'eau ainsi employée et ceux des fosses d'aisances, il sera facile de se convaincre que trop souvent ces rapports affectent un voisinage réprouvé par l'hygiène.

Donc pour éviter cette cause de fièvre typhoïde, il faut que l'eau soit bien canalisée, les fosses d'aisances bien cimentées : double condition que ne réalisent ni les puits, ni la totalité des fosses d'aisances de la ville.

Quant à l'objection qui pourrait être faite, en considérant le petit nombre de typhiques que l'on trouve à Arcachon, je puis répondre : 1° que la majorité de la population fait, fort heureusement, usage de l'eau canalisée ; 2° que la pollution des eaux par des matières excrémentitielles ne détermine pas fatalement la fièvre typhoïde ; 3° que notre sol sablonneux, grâce à ses propriétés filtrantes, atténue beaucoup les chances de cette pollution. Pour ma part, j'ai toujours pu rattacher les quelques cas de fièvre typhoïde que j'ai observés, à l'usage de l'eau d'un puits, voisin d'une fosse d'aisances par trop primitive. Je ne citerai à l'appui de ma thèse qu'un seul fait, le plus récent de ma clientèle, observé pendant l'été de

1885. A l'hôpital protestant de Moulleau, une surveillante et un jeune garçon de 12 ans, furent atteints de fièvre typhoïde. Tous deux ont fort heureusement guéri. Ces malades vivaient depuis trois semaines au moins dans un pays à peine peuplé de quelques habitants, et d'un état sanitaire parfait. Ils avaient quitté Bordeaux sans avoir eu de contact avec aucun typhique, moi-même à ce moment-là je n'en avais pas un seul dans ma clientèle. Où donc trouver la cause de ces fièvres typhoïdes qui débutèrent à quelques jours d'intervalle? Je n'hésite pas à l'attribuer à l'eau dont les malades avaient fait usage, et qui provenait d'un puits ordinaire, distant à peine de quelques mètres d'une fosse d'aisances simplement creusée dans le sable. Déjà depuis trois ans les petits malades de l'hôpital utilisaient cette eau sans aucun accident. Mais en 1885, la fosse se trouvait dans des conditions particulièrement déplorables. Les années précédentes elle avait été vidée quelque temps avant l'arrivée des enfants à Moulleau. Cette année semblable précaution n'ayant pas été prise, elle débordait littéralement. Elle devait déborder non seulement par en haut, mais aussi bien par en bas, et communiquer directement avec l'eau du puits.

Ce danger de contagion typhique par les eaux d'un puits sera d'autant plus réel, qu'on aura vidé dans une de ces fosses d'aisances primitives les garde-robes désinfectées ou non d'un typhique.

Pour appuyer de faits nouveaux la théorie qui veut que l'on éloigne de ces puits les fumiers, les latrines, les immondices solides ou liquides, je citerai beaucoup de villages du Nord qui vivent dans ces conditions déplorables. Les puits n'y sont pas maçonnés et reçoivent par leurs orifices, par leurs parois, tous les liquides infectés qui les avoisinent. Aussi plusieurs hommes distingués attribuent à cette circonstance, une grande part d'influence dans le développement des épidémies typhoïdes qui ravagent ces villages (Ch. Pilat, F. Baelde, L. Corton).

Je ne crois pas devoir insister plus longtemps sur les dangers réels de l'eau polluée par le voisinage d'une fosse non cimentée. Les voies nouvelles dans lesquelles vient d'entrer la science, après les découvertes de Pasteur, nous permettront d'arriver un jour à la précision sur les origines de la fièvre typhoïde. Mais à l'heure actuelle, ni le médecin, ni l'hygiéniste ne sauraient sans folle imprudence négliger les faits que nous venons de signaler, ni trop prémunir contre eux les populations.

La qualité inférieure des eaux n'était point compensée par la quantité. L'absence même de sources subordonnait l'alimentation des puits aux variations atmosphériques et à l'abondance des pluies. L'été, l'eau devenait rare et saumâtre, car l'effet de la marée se faisait sentir dans plusieurs puits. Aussi les baigneurs, les habitants envoyaient-ils chercher leur eau potable à la presqu'île du cap Ferret. Chose curieuse, presque à l'extrémité de cette langue sablonneuse on trouve de l'eau claire et bonne. Mais ce mode d'approvisionnement était très onéreux, même pour les privilégiés de la fortune.

De sorte que l'accroissement rapide de la population imposant bien vite de remédier à cette double insuffisance qualitative et quantitative des eaux, on eut recours aux puits artésiens [1].

1. Ainsi nommés parce que le premier, en France, fut creusé en Artois, à Lillers, en 1126. Les Chinois les pratiquent de temps immémorial.

III

Les puits artésiens.

En 1864, la compagnie du Midi, qui venait d'engager de grands capitaux dans la construction de ses villas, du Casino et du Grand-Hôtel, comprenant bien qu'il fallait à tout prix distribuer à sa clientèle de l'eau saine et abondante, fora un puits artésien.

Ce puits, situé derrière la gare, *auprès de l'usine à gaz* qui se construisit en même temps, fut foré jusqu'à la profondeur de 126ᵐ,25. Nous avons étudié ailleurs (voir chapitre Sol) les diverses couches de terrains qui furent rencontrées.

En tant que valeur quantitative l'eau de ce puits ne devait pas tarder à être au-dessous des nécessités de la consommation, ce qui ressort des faits suivants :

Le débit naturel de ce puits, à 0ᵐ,35 au dessus du sol, était de 24 mètres cubes par 24 heures. Débit insuffisant, qu'il fut aisé d'augmenter au moyen d'une forte pompe aspiratrice, actionnée par une machine à vapeur, donnant aisément 400 mètres cubes en 24 heures, disent les journaux de l'époque. Le rendement n'était plus dans ces dernières années que de 280 mètres cubes par jour. Et peut-être est-ce encore là un chiffre trop élevé.

L'eau du puits artésien était recueillie, conservée avant les nécessités de la distribution, dans deux réservoirs couverts, ayant chacun une capacité de 380 mètres cubes.

Tel était le système destiné uniquement à la distribution des eaux potables.

Mais la Société Immobilière, mue par une sage prévoyance, s'attachait dès le début à établir deux services pour ses propriétés : le service des eaux potables dont nous venons de parler, et le service des eaux d'arrosage. Les eaux d'arrosage provenaient d'un puits de 15 mètres de diamètre et de 2 mètres de profondeur. Elles étaient recueillies dans un réservoir non couvert, d'une capacité de 180 mètres cubes et distribuées par une canalisation spéciale.

En 1869, la ville avait grandi. Les eaux des puits ordinaires, insuffisantes d'ailleurs, n'étaient plus acceptées : aussi l'administration municipale avait-elle conclu en 1868 un traité avec la Société Immobilière pour la fourniture de l'eau à la ville d'Arcachon.

A cette époque le débit du puits artésien, encore supérieur aux besoins de la population, ne tarda pas à devenir insuffisant, tant l'accroissement d'Arcachon était rapide. La Société Immobilière chercha à augmenter sa provision d'eau potable de différentes façons, afin d'obvier à cette pénurie.

En 1871, elle établit un puits de 2^m,15 de diamètre, au moyen de couronnes en fonte qu'on fit descendre jusqu'à 7^m,30 en contre-bas du sol. Il s'agissait là, nous le voyons, d'un *puits filtrant*, qui donnait jusqu'à 350 mètres cubes, quand la nappe d'eau dans les sables était élevée à la suite de longues pluies. L'été, la nappe étant basse, en août et septembre le puits ne rendait plus que 220 mètres cubes par 24 heures.

En 1875 la situation redevint la même. On procéda dès lors au forage d'un second puits artésien jusqu'à la profondeur de 90 mètres, qui donna 100 mètres cubes d'eau par 24 heures en août et septembre.

Le service de l'arrosage dut lui aussi être augmenté. En 1880 la Société fit construire, à côté de l'usine, 133 mètres de galeries souterraines pour capter les eaux d'infiltration.

destinées à l'arrosage : leur rendement s'élevait à 200 mètres cubes par 24 heures.

Voici quelques chiffres comparatifs sur la consommation d'eau à diverses époques.

1872, Juillet :

> Consommation moyenne par jour. . . . . 300^{mc}
> Consommation maxima. 400

Déjà à cette époque le débit par 24 heures du puits artésien (280^{mc}), du puits ordinaire (60^{mc}) et du puits filtrant (220^{mc}) n'était plus supérieur que de : 160^{mc} sur la consommation maxima.

1879, Juillet :

> Consommation moyenne par jour. . . . . . . 500^{mc}
> Consommation maxima. 850,

alors que toutes les prises, le nouveau puits artésien et les galeries de captage compris, ne fournissaient que 860^{mc} au lieu de 993^{mc} qu'ils auraient dû donner. Certes le grand puits en fonte, le puits ordinaire et les galeries filtrantes, pouvaient avoir un débit presque double de celui que nous avons fixé, mais cela pendant l'hiver, malheureusement à une époque où la consommation est très faible. L'abondance des pluies influençait les prises d'eau, sauf les deux plus importantes, c'est-à-dire les deux puits artésiens.

Cette situation si précaire devait fatalement entraîner une disette d'eau bien regrettable. Arcachon a manqué d'eau pendant les trois dernières années en juillet et août (1882-83-84), une fois pendant trois ou quatre jours, et deux fois pendant sept à huit jours.

Ainsi après quelques années, le volume d'eau fourni par les puits artésiens avait totalement diminué. Il est presque de règle que le volume d'eau fourni par les puits artésiens, soit inconstant ; surtout lorsqu'on crée un second puits sur le même terrain, qui diminue habituellement le débit du premier.

C'est exactement ce qui s'est passé pour nos deux puits artésiens, comme pour ceux de Grenelle et de Passy.

L'insuffisance de ce mode d'alimentation était notoire, et sa valeur qualitative peut-être douteuse.

En effet, dès l'installation du premier puits artésien, on commettait une grave erreur hygiénique, que ne rectifiait point plus tard la ville, et sur laquelle l'attention n'a été appelée que je sache, ni à ces différentes époques, ni depuis. Il faut se rappeler, que la proximité des usines à gaz est compromettante pour l'eau souterraine. En effet F. Fischer a examiné l'eau d'un puits artésien situé à 500 mètres d'une semblable usine. Cette eau était trouble, laiteuse, sentant le gaz, et impropre à tous les usages domestiques, aussi bien qu'à la boisson.

Je ne sais quelle était la valeur qualitative exacte de notre eau artésienne. A l'origine elle était de bonne qualité, si nous nous en rapportons à l'extrait suivant, résultat d'une analyse de Fauré[1]. « C'est l'une des meilleures eaux que j'ai été chargé de soumettre à l'analyse : sa pureté est bien au-dessus de celle des fontaines de Bordeaux, déjà supérieure aux eaux ordinaires : c'est vous dire qu'il n'en existe pas dans nos environs qui puisse lui être comparée ». Je crois que le voisinage dont nous parlions a dû être funeste aux puits artésiens. Il n'est pas douteux que leur eau tenait en suspension une matière blanchâtre, leur donnant une *teinte laiteuse* et légèrement opaque. Cette similitude d'apparences avec les eaux

---

1. Fauré. *Lettre à M. l'ingénieur Régnaud,* du 23 octobre 1865.

voisines d'une usine à gaz (analyse de Fischer) me donne à penser que l'eau des puits artésiens n'a pas tardé à être altérée par un voisinage analogue.

Enfin l'eau distribuée était-elle exclusivement artésienne? Nous ne le pensons pas. Nous avons vu que les galeries de captage créées en 1878-79, à 4 mètres de profondeur, devaient récolter des eaux uniquement destinées à l'arrosage de la ville et des jardins. Mais par exception, au moment des fortes chaleurs, cette eau aurait été mélangée à l'eau des autres puits, afin de parer à leur insuffisance. En outre, le puits artésien le plus récent est enveloppé sur huit mètres de profondeur à partir du sol, d'un puits ordinaire, rassemblant les eaux de la nappe superficielle.

Force était donc de chercher ailleurs de nouvelles ressources : les eaux de la Société Immobilière n'étant plus à la hauteur de la situation, probablement comme qualité, et surtout en tant que quantité.

IV

L'eau du lac de Cazeaux.

Lorsqu'en 1858 échoua, par un vice de construction, l'idée ingénieuse du puits filtrant, le conseil municipal ne se découragea point, et presque aussitôt (1860) conçut un noùveau projet, plus grandiose, dont la réalisation devait assurer pour toujours à la population, si nombreuse qu'elle pût devenir, la fourniture d'une eau potable abondante et de bonne qualité.

Je veux parler du transport des eaux du lac de Cazeaux. Une commission, nommée en 1863, se mit résolument à l'œuvre et ne tarda pas à dresser un rapport favorable. Le côté scientifique avait été confié à des hommes de la plus haute compétence, comme nous aurons à le dire. Quant au côté pratique, il fut soumis à M. Chambrelent, ingénieur des Ponts-et-Chaussées. Son projet, fort économique d'ailleurs, consistait à faire l'amenée des eaux par une rigole poursuivie dans le sol sablonneux, à ciel ouvert, d'une profondeur de $0^m,80$ sur $3^m,50$ de large. Les ressources de la commune n'en permirent pas l'exécution.

Nous devons nous en féliciter, car je n'hésite pas à le dire, le projet tel qu'il était conçu, tel qu'il fut voté, aurait englouti les fonds communaux en pure perte. Le côté hygiénique laissait absolument à désirer. Un canal à *ciel ouvert, dans le sable*, était un contresens hygiénique.

Ainsi cette idée qui remonte à vingt-cinq ans n'a reçu de solution pratique que ces temps derniers. En 1885, la Compagnie générale des eaux de Paris, concessionnaire du service des Eaux de la Ville, a réalisé ce projet dont l'exécution était une question vitale pour Arcachon. L'essor sans cesse croissant de notre station allait fatalement s'arrêter, peut-être même rétrograder en conséquence de l'insuffisance de l'eau potable.

Avant d'aborder le côté technique de la question, d'étudier et la valeur qualitative, et la valeur quantitative de l'eau, remontons à la source et disons quelques mots du lac de Cazeaux.

Tout le long du golfe de Gascogne, depuis l'embouchure de la Gironde jusqu'à l'Adour, se trouve une série de nappes d'eau douce, séparées de la mer par la ligne des dunes[1]. C'est la région des lacs ou étangs[2].

---

1. Voyez la carte à la fin de l'ouvrage.
2. Un étang est une nappe d'eau peu profonde et sans écoulement, située dans l'intérieur des terres. Un lac s'en différencie par sa profondeur et par des voies d'écoulement de ses eaux. C'est donc à tort, nous le verrons, que l'on désigne la nappe d'eau de Cazeaux sous le nom d'étang. Pour la vérité géographique, il

Le lac de Cazeaux ou de Sanguinet, situé au sud du bassin d'Arcachon, distant de 14 kilomètres en ligne droite, est une des plus belles nappes d'eau douce de France, et de tous les lacs du golfe de Gascogne, le plus vaste, le plus profond, le plus élevé. Il n'a pas moins de 5750 hectares de superficie, et son périmètre mesure une trentaine de kilomètres. La superficie du lac est très diversement appréciée. Autant d'écrivains, peut-on dire, autant de chiffres différents. Ceux que je donne sont exacts, et correspondent au chiffre donné par les divers plans de l'ancienne compagnie des Landes. Mais je ne comprends dans ces 5750 hectares que la superficie du lac lui-même, et nullement de ces nappes parfois assez étendues qui l'avoisinent, surtout du côté de Sanguinet, ne communiquent avec lui qu'à la suite des pluies exceptionnelles et contiennent des eaux de nature différente.

Ses profondeurs sont très variables, suivant les points que l'on examine. Tandis que tout le long de la rive occidentale on constate quelques profondeurs qui atteignent de 35 à 40 mètres et même 60 (?), sur la rive orientale on ne rencontre que de hauts fonds. Ce qui indique que le lit du lac est incliné de l'est à l'ouest. Si donc nous dressons un profil des profondeurs du lac, profil de l'est à l'ouest, perpendiculaire à la direction générale de la chaîne des dunes, nous avons la figure ci-contre.

Ses eaux sont d'un joli bleu. Cette coloration est d'ailleurs influencée par l'état de l'atmosphère et la plus ou moins grande sérénité du ciel. Je ne sais si, de bleu en été, le lac devient *marron* en hiver, comme l'a prétendu un de mes honorables contradicteurs. C'est un spectacle qu'il ne m'a jamais été

doit figurer parmi les lacs de France, c'est d'ailleurs ainsi que le considèrent MM. Lemonnier et Schrader (*Éléments de géographie*, 1884).

donné de contempler, pas plus que la « certaine quantité de brebis mortes qui nagent à la surface, jetées par les gardeurs après avoir été dépouillées de leur peau ! [1] » Tout au plus si, par les grands vents, les eaux deviennent grises sur les bords. Un jour, en arrivant à Cazeaux, un Américain de nos amis nous disait : « Cette nappe d'eau me rappelle tout à fait les beaux lacs du Canada. »

Le long de la rive occidentale, les eaux sont nuancées de deux teintes très différentes et très brusques. Près du bord,

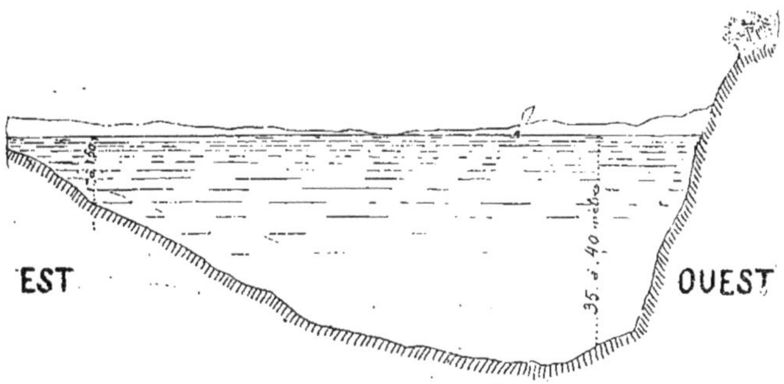

Plan du fond du lac de Cazeaux.

sur une étendue de 50 à 60 mètres, et parfois davantage, la surface du lac est claire, blanche, ce qui tient au peu de profondeur du sol formé de sable blanc ($0^m,50$ à 1 mètre), puis brusquement elle prend une teinte beaucoup plus foncée, d'un bleu noir, due à l'affaissement rapide du fond (5, 6 mètres et plus). Les pêcheurs connaissent bien l'origine de ces différences de coloration, et ne jettent leurs filets que dans le *bleu* ou *le profond*, désignant ainsi la corrélation directe qui existe, entre la coloration et la profondeur.

1. M. Laporte, ancien géomètre à Soulac, in *Journal du Médoc*, première année, 1884, n° 68, 5 octobre 1884

Le lit du lac est, pour la plus grande partie, formé de sable fin et blanc. Sur ce sol maigre les plantes aquatiques sont rares.

Le niveau des eaux présente quelques oscillations en rapport avec les saisons. Après les pluies du printemps, en avril et mai, les eaux sont hautes. Elles sont basses à la suite des grandes sécheresses. Les différences de niveau atteignent jusqu'à 1 mètre, parfois 1^{m},20. Au dire de Thore, pendant les étés très secs de 1803 et 1804, le niveau des eaux aurait assez baissé pour rendre visibles les débris d'un ancien bourg qui, selon une vieille tradition, est sous les eaux depuis très longtemps. Quoi qu'il en soit, de nos jours, les variations du niveau, pour être sensibles, n'influent guère sur la masse d'eau que contient le lac, et, comme l'a écrit M. Ozanne, on peut compter sur la permanence des eaux de Cazeaux.

Ses eaux s'écoulent en grande partie par le canal de l'ancienne compagnie des Landes qui débouche à la Hume (dans le bassin d'Arcachon), par le courant de Sainte-Eulalie, et le courant de Mimizan (dans l'Atlantique). « Le courant de Mimizan (*voy.* la carte) a pour principe, à 19 ou 20 mètres d'altitude, le lac entouré de grands pins, de coteaux de sables... qu'on nomme l'étang de Cazeaux[1]. » Un chenal mène de ce lac à celui de Biscarosse, qui émet à son tour le courant de Sainte-Eulalie, « torrent pur écumant sur les rocs d'alios ou passant en silence à l'ombre du chêne et de l'ormeau, sur la couche moelleuse des sables ». (O. Reclus.) Puis cette eau vive s'amortit dans le petit lac d'Aureillan, d'où sort le courant de Mimizan.

Élevé de 20 mètres au-dessus de la mer, occupant par

---

1. O. Reclus. *France, Algérie et Colonies.* Hachette, 1886.

conséquent le point culminant de la région, exception faite
des dunes, le lac de Cazeaux serait alimenté par des sources
vives, inépuisables. Vers le milieu du lac existerait, d'après
Jouannet [1], la plus importante de ces sources « dont les mouvements impétueux se trahissent par le sable qu'ils soulèvent
presque jusqu'à la surface ». J'avoue que malgré une fré-
quentation assidue du lac, en tous temps, en toute saison,
je n'ai jamais été assez heureux pour constater ce soulève-
ment du sable. Les marins qui vivent journellement sur ses
eaux ne le connaissent pas, et tous ceux que j'ai interrogés
à ce sujet m'ont répondu négativement.

S'il est probable que tous les étangs ou lacs de la France,
sont alimentés par des sources, il ne serait nullement besoin
de cette hypothèse pour expliquer et la formation et l'alimentation de ceux du littoral. Nous allons examiner ces deux
points.

Et d'abord quelle est l'origine, le mode de formation
de ces nappes d'eau douce? Voici ce que dit à ce sujet
Élisée Reclus (in *Géographie de la France*) : « Les étangs,
qui se suivent dans une longue rangée à l'est de la
chaîne des dunes, étaient certainement, à une époque géologique antérieure, des baies de l'Océan ; ils ont été séparés de
la mer par un bourrelet de sable et repoussés peu à peu vers
l'intérieur des terres. L'eau salée qui les emplissait s'est
échappée peu à peu par les *courants* ou *fuyants* de sortie,
tandis que les pluies et les ruisseaux de l'intérieur ont
apporté les eaux douces qui remplissent aujourd'hui ces
lacs. Ainsi, par l'effet combiné des vagues, des vents et
des pluies, des golfes salés ont été changés en étangs

---

1. Jouannet. *Statistique de la Gironde*, 1857, t. I, page 53.

d'eau douce et ont, pour ainsi dire, gravi la pente du continent. »

Dans une autre interprétation, il n'est plus question d'anciennes baies salées, mais uniquement d'engorgements des eaux douces, arrêtées dans leur écoulement vers la mer.

Voici comment les choses se seraient passées :

Les dunes[1], avant leur fixation par les semis de pins, avançaient dans les terres, ensevelissaient des champs cultivés, des habitations, et obstruaient de temps en temps les canaux par lesquels les eaux des rivières et ruisseaux se rendaient à la mer.

Ces eaux, sans débouchés suffisants, ont alors reflué dans les terres, et ont formé des lacs dont le niveau s'est accru peu à peu. C'est ainsi que l'on constate que certains lacs du littoral, comme ceux de Léon et de Lit, ne sont qu'à des altitudes de 3 à 4 mètres au-dessus du niveau de la mer ; le lac d'Aureillan n'est qu'à l'altitude de $5^{m},90$. Ceux de Lacanau, Carcans, Hourtin sont à une altitude bien plus élevée, $13^{m},90$. Enfin ceux de Cazeaux, de Parentis, se trouvent à l'altitude maxima $21^{m},20$.

Les nappes d'eau qui ne sont qu'à 3, 4 ou 5 mètres d'altitude sont évidemment les dernières formées, car elles ont encore un écoulement vers la mer, les dunes ayant été ensemencées, fixées avant que leur canal d'écoulement fût complètement bouché.

Les lacs de Lacanau, Carcans et Hourtin sont de beaucoup

---

1. Je dois à l'extrême obligeance de mon ami, M. Courret, les renseignements les plus précis, les mieux circonstanciés sur la question que j'étudie, comme sur le mode d'alimentation des étangs. Je fais de larges emprunts aux notes qu'il a bien voulu me fournir sur ces divers points. Je suis heureux, en le remerciant publiquement, de rendre hommage à son érudition profonde sur tout ce qui concerne nos contrées.

plus anciens; ils n'ont aucun écoulement direct vers la mer, leurs eaux se déversent dans le bassin d'Arcachon au moyen de canaux créés de main d'homme et indirectement à l'Océan. Avant l'établissement de ces canaux, les eaux des lacs étaient à l'altitude de 15 mètres, et cette altitude allait toujours croissant, de sorte que plusieurs maisons du bourg de Lacanau étaient déjà envahies par les eaux, et auraient été bien vite abandonnées, si l'on n'avait créé les canaux de dégorgement. L'abaissement du niveau du lac de Lacanau a mis à découvert les fondations et le carrelage d'une vieille église, ainsi que les tombeaux d'un ancien cimetière qui dataient à peine de deux cents ans, ce qui démontre l'élévation successive et rapide des eaux.

Le lac de Cazeaux est certainement avec celui de Parentis, auquel il est relié par les marais de Biscarosse, le plus ancien de tous. Son altitude, qui n'est ordinairement que de $21^m,20$, a atteint cependant $22^m,24$ avant l'établissement du canal et même depuis, lorsque certaines années pluvieuses correspondaient à un défaut d'entretien du canal de la Hume, d'une part, et du courant de Sainte-Eulalie, d'autre part, ces deux canaux étant, en sens inverse, les voies d'écoulement des nappes d'eau dont il s'agit.

Si les dunes qui sont autour du courant de Mimizan n'avaient pas été fixées, il est évident que le passage des eaux se serait fermé tout à fait, et que le petit lac d'Aurcillan, le plus voisin de la mer, se serait élevé peu à peu, se serait agrandi, et aurait envahi les villages riverains.

Ces faits indiquent que les lacs du littoral de Gascogne ont tous été formés par l'engorgement des eaux des landes, privées d'un écoulement vers la mer, au fur et à mesure de l'accumulation du sable des dunes.

Je crois l'une et l'autre de ces interprétations vraies selon le cas. Il est très probable que certains lacs ont été des baies communiquant directement avec la mer ; il est certain aussi que d'autres ne reconnaissent pour origine que l'engorgement des eaux pluviales. Si l'on examine le profil indiquant les rapports de la profondeur et du niveau des lacs avec la hauteur moyenne des eaux de la mer, on voit que le lit du lac de Cazeaux, celui du lac de Parentis, sont bien au-dessous de ce niveau moyen. Le lac de Cazeaux, dont l'étiage est à 20 mètres au-dessus de la mer, atteint des profondeurs de 35 à 40 mètres, si bien qu'une tranche de liquide, épaisse de 15 à 20 mètres, est en contre-bas du niveau de l'Océan. Cette profondeur, ce trou, dont je ne connais pas exactement la superficie, probablement de peu d'étendue, ne sont-ils pas les vestiges de l'ancien lit d'une baie de la mer ? Elle n'occupait pas d'une manière exacte tout l'emplacement actuel du lac de Cazeaux, les dunes ont dû la combler depuis la rive océane jusqu'à Cazeaux même, et peut-être n'avons-nous là que le fond de la baie, c'est-à-dire l'extrémité opposée à l'embouchure. L'agglomération des eaux douces a agrandi la superficie des restes de cette anse maritime, et élevé les eaux de 15 mètres environ à 35 ou 40 mètres.

Pour les lacs de Cazeaux et de Parentis, l'interprétation d'Élisée Reclus est exacte, sous la réserve des détails que nous venons de produire. Par contre, toutes les nappes d'eau, dont le lit est au-dessus du niveau de la mer, doivent être le résultat direct de l'engorgement des eaux pluviales. Tels ceux de Hourtin, de Lacanau, d'Aureillan, de Lit, de Léon, etc.

Quant à l'alimentation de ces nappes d'eau douce, elle doit se comprendre comme suit, pour l'apport de la plus grande masse liquide, tout au moins.

PROFIL INDIQUANT LES RAPPORTS DE LA PROFONDEUR DES LACS AVEC LA HAUTEUR MOYENNE DES EAUX DE LA MER

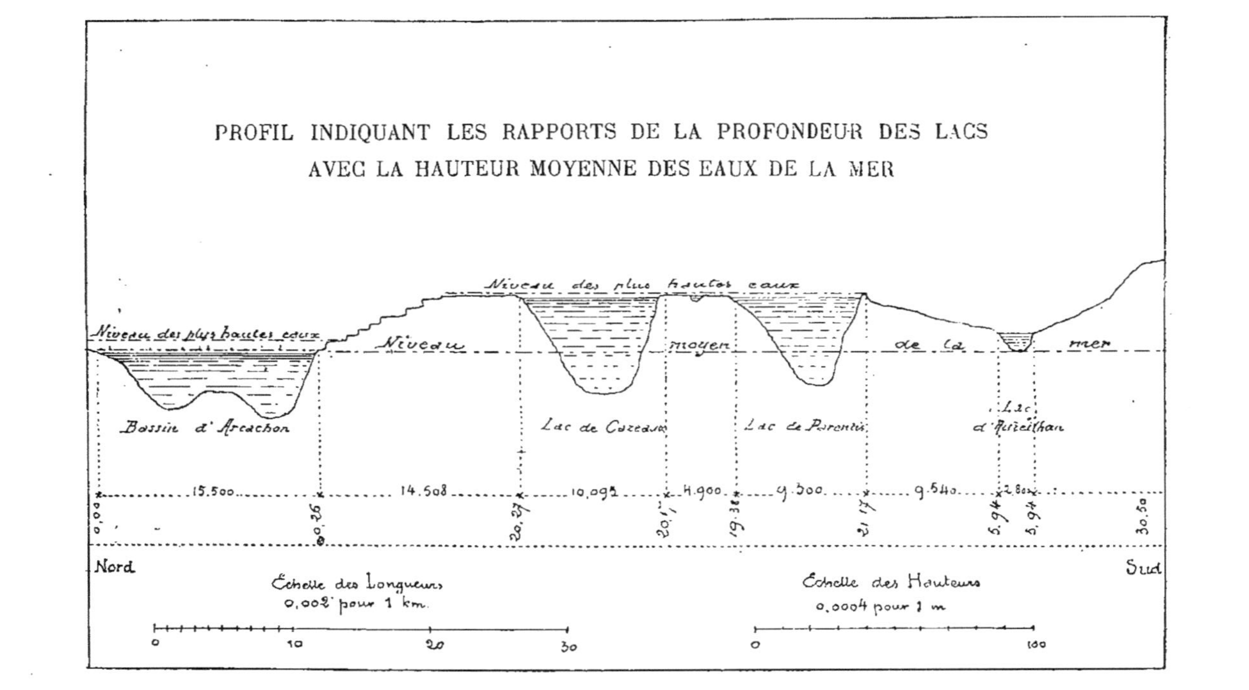

Les lacs sont surtout alimentés par les eaux des landes, et il est facile de le démontrer par un calcul bien simple : en prenant comme exemple le lac de Cazeaux.

La superficie du lac est d'environ. .   5 750 hectares

Celle des terrains compris dans le bassin qui y déverse ses eaux (indiqué sur la carte par la teinte violette) est de. .   18 600
____

Surface totale du bassin de Cazeaux :   24 350 hectares ou 243 500 000 mètres carrés.

La hauteur moyenne annuelle de pluie qui tombe dans ce bassin est de 1 mètre[1].

La quantité d'eau tombée sur ce bassin pendant une année sera donc de $243\,500\,000 \times 1 = 243\,500\,000$ mètres cubes.

Il arriverait donc dans le lac de Cazeaux 243 500 000 mètres cubes d'eau, si l'évaporation et l'absorption des terres ne venaient en enlever une bonne partie.

Examinons maintenant quelle pourrait être la proportion des eaux superficielles par rapport à la pluie totale.

Il faudra déduire d'abord l'eau évaporée à la surface du lac. On sait que l'évaporation à la surface des eaux est beaucoup plus considérable qu'à la surface du sol. A défaut d'observation directe sur la grande masse d'eau qui nous occupe, prenant en considération des expériences faites en France sur divers canaux, et tenant compte de toutes les circon-

____

1. Cette moyenne est le résultat d'observations pluviométriques faites à Cazeaux pendant les cinq dernières années, et dont voici les résultats que je dois à l'extrême obligeance de M. le directeur de l'observatoire de Floirac (près Bordeaux).

	1881–1882. . .	796mm,9
	1882–1883. . .	1.410mm,2
Pluviomètre de Cazeaux.	1883–1884. . .	900mm,5
	1884–1885. . .	(incomplet)
	1885–1886. . .	1.131mm

stances locales, je crois que l'on peut admettre, pour l'évaporation à la surface du lac de Cazeaux, 1 mètre de hauteur d'eau par an, soit donc $57\,500\,000^{\text{mc}} \times 1 = 57\,500\,000^{\text{mc}}$

Pour l'absorption des terrains pendant les pluies et pour l'évaporation à la surface du sol, il faut compter une hauteur d'eau un peu inférieure à la moitié de la pluie tombée, soit 0 m. 45 et dans le périmètre du bassin :

$$186\,000\,000^{\text{mc}} \times 0,45 = 83\,700\,000^{\text{mc}}$$

Total de l'eau évaporée ou absorbée. . . $141\,200\,000^{\text{mc}}$

En déduisant ce dernier chiffre de la quantité totale de pluie tombée, nous trouvons :

$$243\,500\,000^{\text{mc}} - 141\,200\,000 = 102\,500\,000^{\text{mc}}.$$

L'eau dont peut disposer le lac de Cazeaux, déduction faite de l'évaporation sous toutes les formes, est de $102\,500\,000^{\text{mc}}$.

Ce chiffre représente un débit disponible de :

Par jour : $\dfrac{102\,500\,000}{365} = 280,274^{\text{mc}}$;

Par heure : $\dfrac{280\,274}{24} = 11,678^{\text{mc}}$;

Par seconde : $\dfrac{11\,678}{3\,600} = 3^{\text{mc}},244^{1}$.

Ce résultat ne doit pas être éloigné de la vérité, car l'ancienne Compagnie des Landes avait concédé à la Compagnie agricole d'Arcachon 86 400 mètres cubes d'eau par jour, à prendre dans le bief supérieur du canal, pour créer des rizières, faire marcher des usines hydrauliques, etc. Si la compagnie des Landes avait concédé une telle quantité d'eau, c'est qu'elle reconnaissait que le lac était susceptible d'en débiter un volume plus considérable. La Compagnie des Eaux a droit à 7500 mètres cubes par jour.

Pour expliquer l'approvisionnement du lac de Cazeaux, il ne serait donc pas nécessaire de rechercher des causes indépendantes de la pluie tombée dans le bassin de ce lac. Il en serait de même de tous les étangs du littoral, alimentés par les eaux pluviales qui tombent sur le versant occidental des landes. Toutefois nous savons que les lacs et étangs de France sont probablement alimentés par des sources, et que quelques auteurs ont parlé de sources analogues dans le lac de Cazeaux. Ces sources nous ne les nions, ni ne les affirmons, ayant soin toutefois de bien faire observer que les auteurs qui en parlent ne fournissent aucune preuve sérieuse à l'appui de leur dire. Jouannet ne les connaît que par la tradition orale.

Telle est la source à laquelle la ville d'Arcachon vient d'aller chercher son eau potable, imitant en cela Glasgow qui prend son eau au lac Katrine, Berlin qui s'alimente ou va s'alimenter à quelques lacs : le Tegelsee, le Muggelsee, le Langensee ; Stuttgart qui détourne à son profit plusieurs petits lacs, Chicago qui utilise le lac Michigan, et Boston, le lac Cochituate.

Que la ville soit allée au loin faire sa prise d'eau, au lieu d'augmenter par exemple le nombre de ses puits artésiens, on ne saurait que l'en féliciter. L'hygiène le commandait ainsi. En effet : « lorsqu'une ville capte des sources, à plusieurs kilomètres de ses murs, pour son approvisionnement et qu'elle en amène les eaux à destination au moyen d'aqueducs absolument fermés, elle a des chances d'avoir une eau irréprochable. Il n'en serait pas de même peut-être si elle utilisait une source jaillissante dans l'enceinte même et à laquelle auraient pu se réunir les eaux météoriques qui ont lavé le sol urbain. Pour la même raison, à quelque distance que soient les sources d'alimentation, il faut les protéger contre la souillure du sol qui entoure leur point d'émergence ; il peut arriver que des engrais, des irrigations à l'eau d'égout ou avec des eaux industrielles livrent à la nappe profonde une eau dont le cheminement a été trop court ou trop rapide pour une filtration et une oxydation parfaites ; cette eau organique rejoint la nappe d'eau d'où procède la source et infecte celle-ci. » (Dict. Encycl. Sc. Méd., *Art. Eau.*)

1° Valeur qualitative.

Sachant que les eaux des landes sont mauvaises, que celles des ruisseaux sont souvent douteuses, on devait se demander si le lac pouvait fournir une eau de bonne qualité. Dès le début, à l'origine même de la question, certaines hésitations se manifestèrent. Quelques critiques furent formulées, en des termes tels, que si seulement l'une d'elles avait été justifiée, on aurait dû renoncer définitivement à l'usage de cette eau.

Ne disait-on pas qu'elle était fébrigène, qu'en boire c'était s'exposer à contracter la fièvre intermittente? Si bien, ajoutait-on, comme preuve décisive, que les marins qui traversent le lac n'en boivent jamais, que les animaux eux-mêmes la dédaignent. Ces critiques étaient de pure fantaisie! Seules des personnes étrangères à nos contrées, et croyant connaître la question après avoir traversé peut-être une seule fois le lac de Cazeaux, pouvaient s'aventurer à formuler de telles assertions.

Nous le verrons, tout cela est inexact, car il ne faut pas

confondre au point de vue de l'hygiène publique l'*eau des lacs* avec celle *des marais* et *des ruisseaux*, « une différence énorme les sépare » (Fauré). Différence toute en faveur du lac, ses eaux étant les plus pures du département. Cette priorité ne doit point surprendre : les eaux les plus pures sont toujours celles des terrains arénacés, et nous savons que le fond du lac est presque uniquement formé de sable fin et blanc.

Pour déterminer la valeur qualitative de l'eau du lac de Cazeaux, à l'aide d'arguments ne pouvant plus laisser aucun doute dans l'esprit du lecteur, nous interrogerons, d'abord la vie animale et la vie végétale du lac (*preuves biologiques*), qui nous fourniront les réactifs les plus délicats, les plus probants. Puis nous demanderons à la science, à la chimie appliquée, les résultats de ses analyses (*preuves physiques et chimiques*), et nous terminerons en faisant appel à l'expérience, aux résultats obtenus par l'usage de l'eau en question (*preuves expérimentales*).

A. Preuves biologiques.

Pour l'étude biologique nous suivrons pas à pas les trois méthodes employées dans un remarquable travail par Gérardin [1], et qui sont :

1° Étude des poissons, des herbes vertes ;

2° Dosage de l'oxygène dissous dans les eaux ;

3° Examen microscopique des algues et des infusoires.

1° *Étude des poissons, des herbes vertes.* Dans une eau saine, les animaux et les végétaux d'organisation supérieure

---

1. Gérardin. *Altération, corruption et assainissement des rivières*, in Annales d'hyg. et de méd. légale, 1875.

vivent, se reproduisent, prospèrent. Une eau infecte ne saurait suffire à ces animaux ou végétaux : ils y périraient. C'est là un fait d'observation indiscutable. Or que savons-nous quant à la faune du lac de Cazeaux? Il faut demander aux pêcheurs qui le sillonnent en tous sens si les poissons peuvent vivre dans ses flots. Il est peu de nappes d'eau douce en France aussi riche en poissons : les brochets, les tanches, les perches, les anguilles y atteignent des proportions remarquables. Pas un coup de filet qui ne ramène une abondante provision. A la *pêche à la cuiller*, qui se pratique depuis une dizaine d'années, il n'est pas rare de prendre des brochets pesant six, huit et même douze livres! La vie animale est donc représentée dans le lac par des poissons à organisation supérieure, et en grande abondance.

Quant à la flore, ses caractères viennent confirmer les résultats acquis par l'étude de la faune. Dans les eaux de bonne qualité vivent les plantes à chlorophylle. Ces plantes peuvent encore vivre, incomplètement à la vérité, dans des eaux souillées; mais alors elles sont dépourvues de ramifications et représentent des types inférieurs; tandis que dans les eaux saines elles sont gorgées de chlorophylle, atteignent des proportions notables, ont une structure complète, supérieure, et présentent de nombreuses ramifications. Dans le lac, les plantes aquatiques sont rares. Est-ce en conséquence de l'impureté des eaux? Nullement. D'ailleurs, puisque les gros poissons y vivent, pourquoi et comment des plantes n'y pourraient-elles croître? Il y aurait là une anomalie inexplicable. Si les plantes aquatiques sont rares, ce fait résulte de la pauvreté, de la maigreur du sol que nous savons être presque uniquement composé de sable. On ne trouve au fond du lac, et par endroits (à Maubrucq), presque qu'une seule plante :

l'*Isoetes lacustris* ou *Boryana*, plante dicotylédone (*Lycopo-diacées*) vivace, d'aspect graminiforme, très riche en chlorophylle (sa belle couleur verte le prouve) et dont le rhizome, ou tige souterraine, très court, porte, en dessous, des racines tubuleuses, et en-dessus, une touffe serrée de feuilles linéaires, plus ou moins longues. Ce sont bien là les caractères des plantes qui vivent dans les bonnes eaux. Si nous voulons pousser cette analyse plus loin, nous pouvons étudier non plus les plantes qui vivent au fond du lac, puisqu'il n'en existe guère qu'une variété, mais celles qui se développent sur ses bords. Bien que les bords ne puissent être comparés au reste de la nappe liquide quant à la pureté des eaux, nous trouverons encore dans ces recherches la confirmation de leur valeur qualitative.

Parmi les plantes à chlorophylle, les plus sensibles aux eaux malsaines et qui par conséquent ne végètent que dans les bonnes eaux sont : le cresson de fontaine (*Nastrutium officinale*, *Crucifères*), les épis d'eau (*Alismacées*), les Véroniques. Ni le cresson, ni aucune variété de Véroniques ne croissent sur les rives, mais par contre on trouve plusieurs variétés de la famille des *Alismacées*, parmi lesquelles les épis d'eau. Ces variétés sont : l'*Alisma natans*, le *Potamogeton natans* (épi d'eau proprement dit), le *Potamogeton crispum* et l'*Elodea canadensis*.

Enfin, et pour ne pas prolonger outre mesure cette étude, recherchons, en négligeant les plantes intermédiaires, celles qui vivent dans les eaux très médiocres, et dans les eaux infectes. Dans les premières poussent les *Carex*, et dans les autres les *Arundo phragmites*. Les Carex forment un genre de la famille des Cypéracées; ils ont de nombreux représentants dans la flore régionale, on en compte jusqu'à dix-huit;

aucun n'est signalé sur les bords mêmes du lac de Cazeaux. dans la flore si exacte de Chantelat[1]. Les nombreuses variétés qui vivent dans la contrée se rencontrent plus particulièrement sur les bords des petits marais, des fossés, des prairies marécageuses et humides.

Ainsi la flore tout comme la faune est caractéristique des eaux de bonne qualité.

2° *Dosage de l'oxygène.* Gérardin a dit : « La salubrité, l'altération et la corruption des eaux sont intimement liées à la présence ou à l'absence de l'oxygène dissous ». Ce qui explique pourquoi les animaux supérieurs, les plantes à chlorophylle qui tous ont besoin d'oxygène pur vivre, meurent dans les eaux inférieures, au sein desquelles les algues blanches, les infusoires peuvent se développer du fait même de l'absence d'oxygène. D'après ce que nous avons dit précédemment, nous pouvons conclure *a priori* que les eaux du lac tiennent en dissolution une quantité suffisante d'oxygène, pour que la vie des animaux et des plantes d'organisation supérieure n'y laisse rien à désirer.

Ordinairement un litre de bonne eau tient en dissolution 7 centimètres cubes d'oxygène. Voici, d'après Jouannet[2], les proportions des différents gaz dissous dans l'eau du lac.

Oxygène..	6cc424
Azote.	13.583
Acide carbonique libre.	1.468
— — combiné.	5.111

par litre.

Le taux d'oxygène (6cc,424) ne s'éloigne guère de celui donné

---

1. Chantelat. *Catalogue des plantes cryptogames et phanérogames qui croissent spontanément aux environs de la Teste-de-Buch*, 1844.
2. Jouannet. *Statistique de la Gironde*, loc. cit.

comme normal (7^{cc}) par Boudet[1], et peut être considéré comme tel.

Les proportions d'oxygène et d'azote trouvées dans cette eau confirment notre opinion sur son origine : à savoir qu'elle n'est autre chose que de l'eau de pluie. En effet, il y a entre les eaux de pluie et les eaux de sources de grandes différences dans les quantités de gaz tenues en dissolution.

Voici deux analyses comparatives dont on pourra rapprocher celle des eaux de Cazeaux et en déduire leur analogie avec l'eau de pluie.

Eau de pluie.		Eau de Seine.	
Oxygène.	$7^{cc}4$	Oxygène.	$10^{cc}1$
Azote.	15.1	Azote.	21.4

Si notre eau est inférieure en oxygène, du fait de son origine, aux eaux de la Seine ($6^{cc},4$ au lieu de $10^{cc},1$), nous n'avons malgré tout rien à envier à ces dernières, pas plus qu'à bien d'autres sources qui alimentent de grandes villes. L'eau du lac s'améliore spontanément, s'aère davantage, grâce à la vaste étendue qu'elle occupe, grâce à son contact avec une large surface d'air, grâce aux mouvements déterminés soit par les courants, soit par les vents, mouvements qui brassent les deux éléments, l'air et l'eau, et sont un puissant moyen d'oxydation. L'eau de la Seine, au contraire, reçoit tellement de souillures, d'immondices, que rapidement elle perd de ses qualités, et que le taux de son oxygène descend à des proportions infimes. Le dosage suivant en est la preuve. (Gérardin, 1874-1875.)

---

1. Boudet. *Comptes rend. de l'Acad. des Sc.*, 1874.

	Centimètres cubes.	
A Corbeil (en amont)	9.52 oxygène.	
Au pont de la Tournelle	8.05	—
Auteuil (au-dessus de la bouche du collecteur)	5.99	—
Épinay (au-dessous de la bouche)	1.05	—

Ajoutons qu'en 1880 l'état de la Seine avait encore empiré, non seulement par la diminution de l'oxygène, mais parce que certains jours elle contient 1 pour 2000 de matières de vidange!

Mais toutes les analyses de notre eau n'ont pas donné les mêmes résultats que celle de Jouannet, quant aux quantités de gaz dissous. Ainsi, d'après Fauré, l'eau du lac contiendrait par litre :

	Centimètres cubes.
Oxygène	2.8
Azote	7.4
Acide carbonique	1.8
	12.0

Enfin nous-mêmes avons tenu à faire faire une analyse non plus de l'eau prise au milieu du lac, mais recueillie sur les bords après des pluies abondantes, c'est-à-dire dans les conditions les plus défectueuses.

Cette analyse que je dois à la bienveillance de M. Léon Brasse, préparateur du cours de chimie au Collège de France, donne les résultats suivants et se rapproche de celle de Fauré :

	Centimètres cubes.
Oxygène	2.2
Azote	5.1
Acide carbonique	0.2
Acide carbonique combiné	0.32
	7.82

Tout nous porte à croire que ces deux dernières analyses

se rapprochent plus de la vérité que celle donnée par Jouannet. Alors même que notre eau ne contiendrait effectivement qu'une faible somme d'oxygène, nous n'en serions pas moins rassurés sur sa valeur, en écoutant le professeur Arnould[1]. « Il suffit, je pense, de se demander pourquoi la rareté de l'oxygène libre dans l'eau serait dangereuse, pour se trouver obligé de répondre qu'on n'en sait rien. C'est mortel aux poissons parce qu'ils n'ont pas d'autre oxygène à respirer; mais les animaux terrestres et aériens n'ont pas besoin de celui-là. » Cet auteur va même jusqu'à dire : « Les accusations précises, formulées à l'égard des eaux peu ou point aérées, sont de pures hypothèses. »

Quoi qu'il en soit, nous n'avons nul besoin de nous retrancher derrière l'opinion d'un homme aussi compétent. L'eau du lac est aérée dans des limites *normales*, si nous nous en rapportons à Jouannet, *suffisantes*, si nous invoquons l'autorité de Fauré. L'eau des bords elle-même, après d'abondantes pluies, dissout les gaz de l'air dans une bonne proportion. Nous ne pouvons mettre en doute la suffisance du degré d'oxydation, amplement démontrée par l'étude de la vie animale et de la vie végétale. Ceci prouve que sur l'analyse chimique seule ne peut reposer la distinction entre les eaux saines et les eaux infectées. Nous venons de voir que pour l'oxygène par exemple les données de la chimie ne peuvent aboutir à la précision. Tout ce que l'on est en droit de dire, c'est qu'une eau est suffisamment oxygénée lorsque les êtres supérieurs y vivent (tel est le cas du lac) et que certains animaux et végétaux microscopiques ne peuvent s'y multiplier.

Là commence l'étude micrographique des eaux.

---

1. Arnould. *Loco citato.*

3° *Examen microscopique*. Depuis les progrès de la science moderne, l'analyse d'une eau n'est plus complète sans l'étude microscopique des infiniment petits qui la peuplent. La chimie fournit des renseignements précieux sur la nature des eaux potables, mais elle ne peut arriver au même degré de précision que le microscope. Ce n'est en effet, au dire de Gérardin, ni sur la couleur, ni sur l'odeur, ni sur la saveur, ni sur l'analyse chimique que peut reposer la distinction entre les eaux saines et les eaux infectées. Le secours du microscope est indispensable à cette détermination. En l'état actuel de la science, il n'est plus permis à ceux qui sont responsables de la santé publique, d'ignorer les éléments de cette analyse micrographique.

Toutes les eaux, même les eaux distillées, contiennent des cryptogames. Le nombre de ces organismes divers augmente si les eaux sont abandonnées à elles-mêmes, devenant de la sorte de plus en plus impures. D'où l'indication pratique *de renouveler les eaux dans les récipients* chaque fois qu'on en fait usage.

Le tableau suivant, dû à P. Miquel, donnera une idée du contenu des eaux en êtres du monde des infiniment petits :

Provenances.	Microbes par centim. cube.
Eau de condensation.	0.2
— de pluie.	35.2
— de la Vanne.	62.0
— de la Seine.	1.200.0
— d'égout.	20.000.0

On le voit, ces chiffres paraissent effrayants, et la vue d'un dessin représentant le *monde microscopique d'une goutte d'eau*, doit faire frémir et inspirer l'horreur.

Mais tous ces animalcules, toutes ces plantes microscopiques on aurait tort de les considérer comme des corps nuisibles, comme les résultats de la corruption et de la décomposition du milieu dans lequel ils vivent, car c'est à eux souvent que nous devons la salubrité et la bonne qualité de nos eaux. « Ces êtres agissent sur les eaux en assimilant, sous l'action de la lumière, le carbone de l'acide carbonique, et en mettant en liberté l'oxygène qui se dissout dans l'eau. Ils trouvent l'acide carbonique, soit à l'état libre, dissous dans le liquide, soit à l'état de combinaison avec les alcalis terreux, magnésie, chaux, soude. L'acide carbonique libre provient soit des roches, soit de la combustion lente des détritus organiques qui encombrent les cours d'eau, et sont la cause de leur insalubrité. Cette cause est combattue par les cryptogames aquatiques, lorsque ces eaux sont courantes ou tout au moins renouvelées, et qu'elles déroulent leurs ondes au soleil. L'eau tout à l'heure méphitique, impropre à l'alimentation de l'homme et à la vie des animaux, s'est purifiée, est devenue potable, agréable au goût, propre à entretenir la vie des êtres qui vivent dans son sein[1]. »

Cette transformation est due plus particulièrement à certaines espèces de la flore microscopique, *aux algues vertes*; la chlorophylle qu'elles contiennent ayant pour fonctions principales de décomposer l'acide carbonique sous l'influence de la lumière solaire, absorbant, assimilant le carbone, et rendant l'oxygène à la nature. Ces algues peuvent, dans une seule journée, émettre une quantité considérable d'oxygène. De nombreuses expériences faites par un savant, M. Aimé, lui ont permis de recueillir un litre d'oxygène par l'agitation de plantes marines réparties sur deux mètres de surface. Ainsi

1. L. Marchand. *Botanique cryptogamique.*

donc, aussi bien pour les plantes de grande espèce que pour les plantes microscopiques, ce qui les rend utiles et caractéristiques des bonnes ou des mauvaises eaux, c'est la présence ou l'absence de la fonction chlorophyllienne.

Aussi, au point de vue qui nous occupe, on peut diviser les algues de la façon suivante :

I. Algues qui vivent { dans les bonnes eaux | à chlorophylle . . { verte. bleue. jaune. } dans les eaux corrompues . . . . dans les eaux infectes } sans chlorophylle { blanchâtres. unicellulaires, infimes. }

Ces deux dernières variétés se comportent pour l'assimilation du carbone comme les champignons, c'est-à-dire qu'elles ne restituent pas l'oxygène.

Certaines eaux peuvent être, à la simple vue, classées dans la catégorie des eaux malsaines, par la grande quantité d'algues sans chlorophylle, unicellulaires, infimes, qu'elles contiennent. « De tous les points du lit et des berges de la rivière s'élèvent des crasses noires qui viennent flotter à la surface. Elles s'amoncellent en amont des grilles et des barrages. Cependant on ne peut les y arrêter. Elles se brisent contre les barrages de paille, les traversent et se reforment en aval. Elles forment sur le linge et sur les étoffes des taches noires adhérentes. Le lavage devient presque impossible. Ces crasses sont surtout abondantes quand le soleil donne sur l'eau. Elles se reproduisent même dans les baquets lorsque l'eau y est mêlée avec un peu de vase » (Gérardin).

Nous savons que rien de semblable n'existe pour l'eau du lac, et nous verrons combien cette eau, loin de laisser des traces noires sur le linge, est propre au lessivage.

Au surplus, l'examen microscopique nous donnera le dernier mot. Cet examen a été fait, pour nous, au laboratoire municipal de Paris ; en voici le résultat méthodique :

Examen micrographique de l'eau du lac de Cazeaux
(Voir la planche ci-jointe).

I. Algues à chlorophylle
  Verte...
    1. Chlamydococcus pluvialis. (Volvocinées).
    2. Cosmarium botrytis. . . . (Desmidiées).
    3. Diatoma vulgare. . . . . . (Diatomées).
  Pigmentée en brun.
    4. Cymatopleura elliptica. .   —
    5. Melosira varians. . . . . .   —
    6. Navicula ambigua. . . . .   —
    7. Pinnularia viridis. . . . .   —

II. Algues sans chlorophylle. 8. Sarcina. . . . . (Bactériacées).
Débris végétaux. — Débris terreux.

Ainsi, sur huit variétés d'algues trouvées dans l'eau du lac, sept appartiennent à la catégorie des algues à chlorophylle, qui caractérisent les bonnes eaux. Une seule variété dépourvue de pigment assimilateur a été trouvée sous le champ du microscope.

Ces recherches peuvent-elles laisser un seul doute? Elles viennent confirmer les notions acquises précédemment. Celles que nous allons acquérir par l'étude ultérieure des preuves chimiques et des preuves expérimentales, nous amèneront au même résultat.

Je ne crois pas utile d'insister davantage.

B. Preuves physiques et chimiques.

Les qualités physiques de notre eau parlent toutes en sa faveur. A. Gérardin a indiqué, comme un caractère facile à observer et d'une réelle exactitude, que les bonnes eaux, vues en masse, sont *bleues*, et les mauvaises, celles qui contiennent des matières organiques en surabondance, sont *vertes*. Nous avons vu que la surface du lac était d'un beau bleu ; seuls les

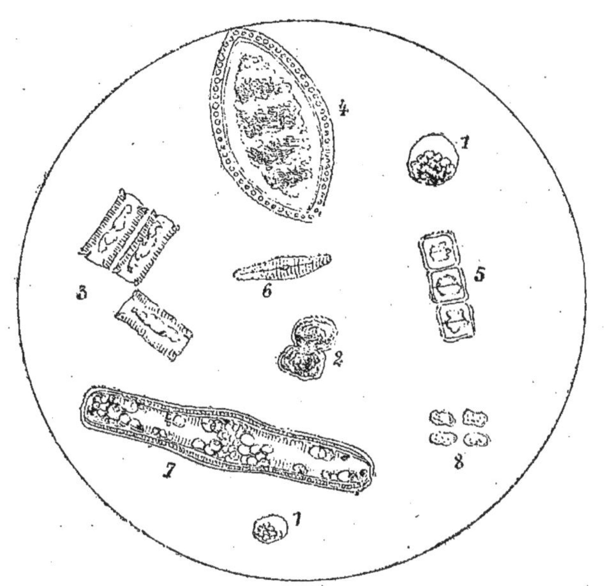

FLORE MICROSCOPIQUE.

I. — 1 *Chlamydococcus pluvialis.*
2 *Cosmarium botrytis.*
3 *Diatoma vulgare.*
4 *Cymatopleura elliptica.*
5 *Melosira varians.*
6 *Navicula ambigua.*
7 *Pinnularia viridis.*
II. — 8 *Sarcina.*

bords, dans une étendue de 20 à 25 mètres, après les pluies abondantes du printemps ou de l'automne, offrent une teinte moins franche. D'où *l'indication formelle* de faire la prise à une distance convenable, distance qui pour moi ne devrait pas être moindre de 5 à 700 mètres. De cette façon on n'aurait plus eu à redouter l'influence des variations atmosphériques sur la coloration et la qualité de l'eau; en outre sa température aurait le degré de constance si désirable tant en hiver qu'en été.

Les villes auxquelles nous faisions allusion précédemment ont bien compris que le canal d'amenée devait déboucher en plein lac entre deux eaux, pour éviter les sédiments du fond, prendre de l'eau plus pure. Chicago, qui s'alimente au lac Michigan, n'a pas hésité à faire déboucher le canal d'amenée à deux milles au large.

L'eau du lac est sans odeur, sans saveur, d'une limpidité parfaite, d'une digestion facile.

Les preuves scientifiques tirées de la chimie sont formulées tout au long dans les rapports d'hommes considérables qui ont analysé ces eaux. Malgré les recherches les plus minutieuses, je n'ai pu me procurer le détail de toutes ces analyses, mais du moins leurs conclusions ne laissent-elles aucun doute.

Analyse de l'eau de Cazeaux.

1° J.-B. Dumas (de l'Institut) : « La quantité très faible de matières minérales qu'elle contient, leur nature inoffensive, l'absence de matière organique, *tout me permet de vous dire que cette eau est excellente.* Amenez-la et conservez-la à l'abri de la lumière, et vous n'aurez qu'à vous en louer. »

2° Robinet (président de l'Académie de médecine) : « Je puis vous dire, sans m'exposer à aucun mécompte, que l'eau de l'étang de Cazeaux est une eau excellente, d'une pureté remarquable : très bonne pour la boisson et tous les usages domestiques et industriels; une eau enfin qu'on vous enviera et que maintes villes, y compris Paris, seraient bien heureuses de posséder. »

Ce savant classe de la façon suivante un certain nombre d'eaux en usage dans différentes villes :

Le degré hydrotimétrique de l'eau distillée étant à.	0.00
Le degré hydrotimétrique de l'eau de pluie à la campagne est à.	1.00
L'eau de pluie à Paris à.	2.50
L'eau de Cazeaux à.	3.00
Eau du puits artésien (Grenelle) à.	11.00
Les eaux de Bordeaux à.	21.30
Eaux du canal de l'Ourcq (Paris) à.	35.00
Puits artésien (faubourg Saint-Antoine).	200.00

L'eau de Cazeaux se place très honorablement au rang des bonnes eaux potables. Le tableau précédent le démontre. Telle est au surplus la conclusion de Robinet. Nous voyons encore dans ce tableau quelles analogies rapprochent les eaux de pluie et celles du lac : leur degré hydrotimétrique est à peu de chose près le même.

5° Fauré, dont nous avons déjà signalé les analyses des diverses eaux de la ville et du département, donne les chiffres suivants :

Eau de Cazeaux (Fauré).

Limpidité parfaite.

Carbonate de chaux.	0ᵉ132
Sulfate de chaux.	0.016
Chlorure de sodium.	0.041
Silice et oxyde de fer.	0.007
Matières organiques (des traces)	0.000
	0.196

et il termine en concluant : « Si, comme j'en ai la confiance, l'examen que font de l'eau de Cazeaux les hommes éminents auxquels vous l'avez envoyée, vient confirmer le mien, cette eau sera placée au premier rang des eaux potables, et bien des villes en envieront l'abondance et la qualité. »

Enfin une dernière analyse, faite spécialement en vue de ce travail, et déjà citée à propos des gaz dissous dans l'eau, a donné les résultats suivants :

Eau de Cazeaux (M. Léon Brasse).

	Milligrammes.
Sulfate de chaux.	1.50
Carbonate de magnésie.	1.12
Silice, oxyde de fer.	1.25
Sulfate de magnésie.	7.75
Chlorure de magnésie.	1.90
— de potassium.	3.60
— de sodium.	65.52
Matières organiques.	19.50
Ammoniaque.	0.165
Acide nitrique.	0.000
Matières solides par litre.	102.305

Ce qui frappe dans cette dernière analyse, ce sont les chiffres relativement élevés de chlorure de sodium et des matières organiques. Pour le chlorure de sodium, sa présence notable s'explique par le voisinage de la mer et par les pluies incessantes de l'époque où l'eau analysée a été recueillie. Les travaux de M. Pagnoul[1] ont démontré, avec chiffres à l'appui, que les eaux pluviales qui tombent au voisinage de la mer sont bien plus chargées en chlorure de sodium que celles du continent.

D'ailleurs nous sommes encore loin du chiffre constaté dans les eaux des puits ordinaires de la ville. Ce chiffre, nous

1. Pagnoul. *Étude sur les eaux du Pas-de-Calais*, Masson, 1881.

l'avons vu, était de 15 centigrammes par litre ; ici il n'est que de 6 centigrammes. Quant aux matières organiques, leur présence est en contradiction avec les résultats des analyses de Dumas, de Robinet et de Fauré. Ces différences nous seront expliquées par la différence même des points où l'eau a été prise. Puisée au milieu du lac par les premiers auteurs, elle a été puisée par nous sur les bords mêmes, dans des conditions défectueuses, un jour de vent violent qui agitait toute la surface, parce que précisément nous voulions être fixés sur la valeur *minimum* de ces eaux. *Valeur minimum* qui, nous le voyons, n'aurait rien qui puisse en faire rejeter l'emploi.

L'eau de Cazeaux est remarquable par sa pauvreté en sels incrustants (silice, fer, carbonate de magnésie, sulfate de chaux), si bien qu'il ne se fait aucune incrustation minérale ni dans les chaudières dès locomotives de la Cie de Cazeaux, ni dans les tuyaux d'amenée. Cette faible minéralisation n'a rien qui doive surprendre. Elle est la règle dans tous les lacs ou étangs. Aussi le lac de Gérardmer (Vosges) a son eau presque exempte de matières minérales, d'après une analyse de Braconnot. Le lac de Starnberg, étudié par Mandius et Thiern au point de vue de l'approvisionnement de Munich, en renferme seulement 50,2 milligrammes par litre. Le lac Rachel en Bohême, 70 milligrammes (Johnson); le lac de Zurich, 159^{mm},5 (Knapp, Wolffhügel); le lac de Cazeaux, 86^{mm},564. Les lacs des environs de Berlin présentent aussi une infériorité dans les chiffres relatifs aux substances minérales (Vestmeyer et Bischoff).

La faible minéralisation des lacs et des étangs dépend de leur alimentation dont les pluies constituent la principale source; Or ne savons-nous pas que les eaux météoriques sont spécialement très pauvres en sels. L'absence presque complète de la chaux, dans le lac de Cazeaux vient confirmer l'origine pluviale de ses eaux. C'est donc parmi les *eaux douces* que doit prendre rang le lac, et nous pouvons répéter ce que nous disions au début de ce chapitre : « Une eau trop douce ne fournit plus au corps les éléments minéraux qui lui sont nécessaires. Cet inconvénient *est bien moindre que la dureté*, car les éléments minéraux peuvent être introduits par les autres aliments. »

L'absence presque complète de sels rend les eaux de pluie merveilleusement propres au savonnage. Celles de Cazeaux jouissent de la même propriété ; aussi les blanchisseuses de la contrée vont-elles toutes laver le linge au ruisseau de la Hume, courant collatéral du canal qui amène les eaux du lac au bassin.

L'*ammoniaque* dosée par M. Léon Brasse est représentée par un chiffre absolument négligeable. Si, comme nous croyons l'avoir démontré, l'eau du lac n'est autre chose que de l'eau de pluie *améliorée*, l'ammoniaque qu'on y trouve provient de l'air. « L'ammoniaque des eaux météoriques vient de l'ammoniaque de l'air, soit que l'air lui-même la doive aux décompositions qui s'opèrent à la suface du sol, ainsi que le pensait Boussingault, soit que l'ammoniaque ait pour source principale l'Océan, comme le soutient Schlœsing. »

Certaines substances passent pour des signes de phénomènes de fermentation dans l'eau. L'ammoniaque figure parmi ces substances. Et si, n'acceptant pas la première interprétation donnée de sa présence dans le lac, nous admettons qu'elle s'y trouve du fait de la fermentation, encore n'aurons-nous pas lieu de nous en préoccuper, le chiffre qui la représente, $0^{mm},165$, étant insignifiant.

Au surplus l'*acide nitrique*, qui lui aussi résulterait de ces phénomènes de fermentation, n'existe pas dans notre eau.

Se fondant sur l'analyse chimique, Parkes rapporte les eaux de boisson à quatre catégories :

1° *Eau pure et salubre.* — 114 milligrammes de matières fixes par litre ; sulfate de chaux, nitrates, ammoniaque, à l'état de *traces ;* pas de nitrites.

2° *Eau utilisable.* — 430 milligrammes de matières fixes, pouvant s'élever à 700 milligrammes si la majeure partie consiste en sel de cuisine ou carbonate de soude. A peine d'ammoniaque et de nitrites.

3° *Eau suspecte.* —Plus de 430 milligrammes de matières fixes, dues à des sulfates, nitrates, nitrites, chlorures. Réactions très nettes d'ammoniaque et nitrites.

4° *Eau impure.* — Plus de 700 milligrammes de matières fixes, réactions très manifestes d'ammoniaque et de nitrites.

Rapprochons de ce tableau les résultats de notre dernière analyse, et nous voyons que l'eau du lac doit figurer dans la première catégorie des eaux potables de Parkes. En effet le résidu des matières fixes par litre s'élève à 102^{mm},305, chiffre bien voisin des 114 milligrammes assignés aux eaux pures et salubres par ce savant. Enfin l'ammoniaque ne s'y trouve qu'à l'état de traces, les nitrites n'y existent pas, et les sulfates n'y sont pas en surabondance.

C. Preuves expérimentales.

En ce qui concerne les preuves expérimentales, elles sont faites depuis longtemps. Bien qu'on en ait dit, les marins boivent de cette eau. Les animaux ne la dédaignent point tant : il suffit d'aller une seule fois sur le lac pour voir des troupeaux entiers de vaches venir s'abreuver sur les bords.

Les bois qui environnent le lac sont giboyeux. Si bien que tous les hivers, des chasseurs vont cantonner pendant huit, quinze jours dans la forêt, et ne consomment pas d'autre eau pour tous leurs besoins domestiques. Je n'ai jamais entendu ni marin, ni chasseur se plaindre d'en avoir été incommodé.

Et les ouvriers qui à différentes époques ont été appelés aux alentours du lac ont-ils bu d'autre eau? Les employés de l'ancienne compagnie agricole des Landes, les ouvriers qui ont creusé le canal de la Hume, ceux qui ont construit la voie ferrée, ceux qui dernièrement faisaient la canalisation d'amenée, ont toujours trouvé là une eau saine et abondante.

Enfin, depuis qu'elle est distribuée aux habitants d'Arcachon (juillet 1884), les médecins ont-ils observé plus de maladies des voies intestinales, plus de maladies infectieuses? Pour mon compte j'ai été frappé du parfait état de santé des habitants, de l'absence d'affections intestinales, même légères, alors que pendant les deux étés de 1884 et 1885 le choléra sévissait dans plusieurs grandes villes de France, et que partout les affections gastro-intestinales prédominaient.

Pourquoi donc avait-on dit : *cette eau donne la fièvre?* Je ne veux pas terminer sans éclairer à ce sujet le lecteur, dont la bonne foi pourrait être surprise et l'esprit inquiété.

On ne gagne jamais à un mauvais voisinage! Si les habitants de Cazeaux n'avaient jamais été atteints de fièvres intermittentes, personne n'aurait songé à incriminer les eaux du lac. Mais pour élucider cette question il est nécessaire de bien connaître le pays, de savoir que le village de Cazeaux n'est point bâti sur les bords du lac, mais à plus d'un kilomètre dans les terres, sur la pente qui descend vers le bassin ; que les eaux dont les habitants font usage ne sont point celles du lac. Elles proviennent de puits très rudimentaires, alimentés par la couche *aliotique albumineuse*, sont très fortement colorées en jaune, rares en été et d'une odeur désagréable. Malgré cela les habitants conservent, avec leurs préjugés contre l'eau du lac, la cause des quelques fièvres intermittentes qui parfois règnent chez eux. Le village de Cazeaux était entouré de marais, aujourd'hui disparus grâce à l'ensemencement. A part cela, tout le reste est vrai !

Il n'est donc ni juste ni vrai d'attribuer ce mauvais état hygiénique des Cazalins à l'eau du lac. Toutes les critiques, parfois violentes, formulées contre cette eau, sont nées de l'assimilation qu'on a voulu établir, entre le contenu des puits de ce village, le contenu des marais qui l'avoisinaient, et le contenu même du lac. Or rien n'est plus faux, rien n'est moins conforme aux données scientifiques. Il est reconnu que l'eau des puits creusés aux bords des lacs ne ressemble pas toujours à celle de ces lacs mêmes. Nous venons d'en avoir la preuve pour Cazeaux. De même Vestmeyer, A. Müller ont démontré que les lacs Tegelsee et Muggelsee (Berlin) renferment $35^{mmg},3$ de sel marin, et l'eau des puits du voisinage seulement $16^{mmg},4$. On n'a pas tardé, à Berlin, à reconnaître que les eaux des puits profonds étaient moins pures que celles du lac. Des différences du même ordre existent entre l'eau des puits du village de Cazeaux et celle du lac. Tout ceci prouve bien qu'en creusant des puits soit le long du bord d'un fleuve ou d'un lac, on n'y fait point arriver l'eau filtrée de ce fleuve ou de ce lac; ce dont voudront bien se souvenir les détracteurs de l'eau de la ville, s'il en existe encore.

- De nos jours, toute appréhension n'a pas disparu. La théorie des fièvres intermittentes est abandonnée, et pour cause. Mais on n'hésite pas à mettre sur le compte de l'eau certains accidents qui ne lui sont nullement attribuables. Dès qu'un cas de diarrhée se produit, immédiatement l'eau est incriminée. Arcachon n'est pas la seule ville où semblables accusations sont portées à la légère. Wolffhügel raconte que les étrangers qui s'arrêtent à Munich, fréquemment pris de diarrhée, accusent l'eau, alors « que parmi ces étrangers ceux-là surtout sont atteints qui, pour éviter cette eau mal-famée, se sont gorgés de bière de Bavière. Il doit se produire, à Paris, quelque illusion du même genre, dans laquelle le marchand de vins est plus coupable que l'eau ».

En ce qui me concerne, j'ai étudié les effets produits par l'ingestion de l'eau de Cazeaux, et je suis arrivé à des conclusions absolument opposées à celles qui ont généralement cours dans le public. Loin d'avoir une action laxative, cette eau, combinant ses effets physiologiques à ceux de l'air, amène par son usage la constipation. C'est pour moi un fait d'observation bien démontré. Je puis citer, entre autres exemples, le cas d'un de mes clients, hôte habituel de la Ville d'hiver, qui partout ailleurs a les intestins dérangés, alors que pendant son séjour ici, ses intestins fonctionnent avec une régularité parfaite, quoique ou parce qu'il ne boit rien, même aux repas, si ce n'est de l'eau pure.

Quant aux diarrhées observées chez les nouveaux venus, elles sont exceptionnelles en hiver et nullement attribuables à l'eau. Survenant dès les premiers jours de l'arrivée des malades, elles résultent du changement d'alimentation, beaucoup de nos hivernants passant de la cuisine accommodée au beurre, à la cuisine faite à la graisse. Ces troubles intestinaux sont aussi parfois la conséquence de la grande augmentation d'appétit qui se manifeste dès le début, appétit qui nécessite l'ingestion d'une quantité d'aliments bien supérieure à la quantité habituelle, et que les intestins peu faits à un tel surcroît de fonctionnement sont incapables de digérer.

L'été, les diarrhées sont plus fréquentes. Mais qui ne sait que pendant la saison chaude il en est partout ainsi, et cela en raison de la trop grande quantité d'eau qu'on boit, des boissons plus ou moins saines, *et bien glacées*, dont on abuse, sans oublier l'usage immodéré des fruits de provenance souvent douteuse. A Arcachon, d'autres causes de diarrhée viennent se surajouter à celles précédemment désignées. Je fais allusion aux bains froids d'eau de mer, pris trop prolongés, ou trop souvent répétés dans la même journée, ou encore pris soit à des heures trop matinales, soit le corps en transpiration. Faisons figurer, pour être complet, comme cause trop fréquente de diarrhées, l'abus des huîtres et des coquillages.

On voit combien les causes de diarrhée sont fréquentes en été, sans qu'il soit nécessaire de faire intervenir comme cause productrice l'usage en boisson de l'eau de Cazeaux, qui n'est nullement responsable des accidents dont nous venons de parler.

2° Valeur quantitative.

Lorsqu'une ville veut s'approvisionner d'eau, la première de toutes les questions à élucider est celle de la *quantité*. La source qu'elle veut capter lui donnera-t-elle un débit constant et suffisant ? C'est que, s'il est important de posséder une eau de bonne qualité, il est tout aussi important de la posséder en quantité.

Il n'y a pas de chiffre absolu à atteindre, mais en comptant sur une consommation journalière de 150 à 200 litres par habitant, on est sûr d'avance de pourvoir à toutes les nécessités, à toutes les éventualités.

A propos de la quantité d'eau nécessaire, M. de Freycinet s'exprime de la façon suivante : « La quantité d'eau nécessaire à l'ensemble des besoins d'une ville, varie pour un même chiffre d'habitants, avec une foule de circonstances locales, le climat, les habitudes, le nombre d'établissements industriels, et surtout avec la superficie relative de la ville, ou ce qu'on nomme la densité moyenne de la population. Il est évident, en effet, que dans les villes où la population est clairsemée et où par conséquent les surfaces à entretenir (rues, squares, parcs, jardins, cours) sont très étendues par rapport au nombre des habitants, la consommation d'eau est beaucoup plus considérable que dans les villes où cette population est contenue dans des espaces resserrés. On ne peut donc assigner un chiffre fixe pour l'approvisionnement d'eau nécessaire à chaque habitant. Il ne peut d'ailleurs être question que d'une limite inférieure, car on ne saurait jamais dire qu'il y ait trop d'eau dans une ville.

« On admet qu'avec les habitudes de propreté et de confort qui se sont créées dans les cités modernes, la consommation par tête d'habitant ne doit pas descendre au-dessous de 100 litres d'eau par jour, mais qu'à ce taux les vrais besoins de l'assainissement peuvent être satisfaits. Mais si l'on veut en outre pourvoir à l'agrément et à l'élégance, rafraîchir fréquemment la voie publique, arroser les plantations et les jardins, entretenir des fontaines jaillissantes, la consommation s'élève beaucoup au-dessus de ce chiffre, et n'a pour ainsi dire plus de limite. D'ailleurs il faut tenir compte de l'accroissement probable de la population et même faire la part, dans une certaine mesure, des besoins nouveaux qui pourraient se faire jour avec le progrès des mœurs ou de l'industrie. On est donc généralement conduit à adopter un chiffre fort supérieur à celui de 100 litres, surtout quand les circonstances sont favorables, en ce sens que la dépense à faire n'augmente pas beaucoup avec ce chiffre. C'est ainsi qu'on voit des villes pourvues de 300 et 400 litres par tête et que la Rome ancienne qui, à la vérité, se donnait le luxe inconnu de nos jours, de faire voguer des galères en pleine place publique, jouissait de plusieurs milliers de litres par habitant. »

La moyenne de 157 litres par habitant et par 24 heures suffit au service des eaux, sans y comprendre les fontaines publiques, l'arrosage des rues, des promenades et jardins, et la fourniture pour les incendies. En comprenant tous ces services, toutes ces causes de dépenses, avec le service des bornes-fontaines libres, il faut pouvoir fournir par jour et par habitant 240 litres d'eau.

Le lac, grâce à sa vaste étendue, à ses profondeurs, à la masse liquide qu'il contient, est très susceptible de pourvoir à la quantité d'eau exigée par les divers services d'une ville aussi importante que la nôtre. Dans le projet d'amenée des eaux de M. l'ingénieur Chambrelent, on devait prendre chaque année la valeur de 5 100 000 mètres cubes d'eau. Nous avons vu précédemment que le lac peut disposer par jour d'un débit de 157 808 mètres cubes. Si bien que, en prenant un mètre cube d'eau par seconde, soit 86 400 mètres cubes par jour, la masse d'eau soustraite au lac serait encore inférieure de 71 408 mètres cubes à la quantité disponible par vingt-quatre heures. Ajoutons cependant qu'une telle prise d'eau (1 mètre cube par seconde) amènerait un abaissement de niveau de 8 à 10 centimètres, abaissement parfaitement négligeable, et qui ne serait guère sensible que pendant les mois de grande sécheresse.

D'ailleurs les besoins de la population n'exigent et n'exigeront pas de longtemps l'amenée d'une telle masse liquide. En effet, il faudrait, pour consommer toute cette eau, à raison de 550 litres par habitant (ce qui est un gros chiffre), une population de 246 857 âmes. A l'heure actuelle, le service de distribution et d'arrosage est assuré par les 7000 mètres cubes dont la Compagnie générale des Eaux peut disposer chaque jour. Si nous évaluons à 20 000 la population du mois d'août, c'est-à-dire de l'époque de l'année où la consommation atteint son maximum, nous voyons par un calcul des plus simples que chaque habitant peut disposer de 550 litres par jour, ce qui représente un volume d'eau de beaucoup supérieur à celui exigé pour tous les besoins domestiques, volume évalué à 240 litres en comptant largement.

Privilégié par la valeur qualitative de ses eaux, Arcachon ne l'est pas moins par leur valeur quantitative, et bien des villes importantes, pour ne parler que de la France, ont à nous jalouser sous ce rapport-là, à en juger par le tableau suivant :

Dijon.	150 litres	
Toulouse.	160 —	
Lille. . . . . 100 à	200 —	par habitant
Bordeaux.	100 —	et par jour.
Paris. . . . . . . 200 à	250 —	
Arcachon.	350 —	
Marseille..	500 —	

Telle est l'étude consciencieuse et longuement mûrie que nous désirions soumettre à nos lecteurs. Le bruit qui s'est

fait autour de cette question, les polémiques locales qu'elle
a soulevées, aussi bien que les accusations calomnieuses formulées dans la presse départementale par les représentants
de villes rivales, m'ont engagé à m'étendre longuement sur
cet important sujet d'hygiène. J'étais désireux de bien fixer
les idées du public sur ce point, et de montrer que le lac
de Cazeaux n'est pas une « mare d'eau croupie et stagnante »,
que la qualité aussi bien que la quantité de ses eaux font que
nous n'avons rien à envier aux autres villes du département.

DEUXIÈME PARTIE

CLIMATOLOGIE

Avant de commencer cette étude de climatologie, je dois témoigner ma reconnaissance à l'honorable M. Laird Mac Grégor, notre hôte depuis huit ans. Grâce à sa libéralité, aussi bien qu'à sa gracieuse hospitalité aux heures de travail, j'ai puisé des deux mains dans les notes si précieuses, si exactes, qu'il relève chaque jour en quelque endroit qu'il se trouve. Ici, comme dans toutes les villes des deux hémisphères où il a séjourné, M. Mac Grégor a rigoureusement noté deux et trois fois par jour tout ce qui a trait à la météorologie et à la climatologie. Ceux qui connaissent la précision, la rigueur, la ponctualité de chacun de ses actes, comprendront de quel prix pouvaient être, pour un travail tel que le nôtre, de semblables renseignements.

Si la précision, la netteté des observations leur donnent une valeur réelle, elles en tirent une non moins grande des connaissances acquises par de lointains voyages, par des séjours prolongés dans les diverses parties du globe. « Je connais presque toutes les villes de santé du monde entier, écrit M. Mac Grégor, et je n'ai jamais trouvé un endroit qui soit si favorable à ma santé que celui-ci[1], sauf la Tasmanie et la

---

1. Voyez l'importante lettre de M. Mac Grégor *à M. le président de l'Administration du « South Eastern railway C° », Londres,* in Écho d'Arcachon, 8 novembre 1885.

Californie. » Il en résulte que ces notes fourmillent de rapprochements, de comparaisons aussi instructifs qu'intéressants. Et, si à dessein nous n'avons pas voulu les faire entrer dans le corps de notre travail, pour éviter tout ce qui aurait pu paraître de notre part une réclame élogieuse ou forcée, il nous sera bien permis de transcrire quelques-unes de ces réflexions, de ces aperçus, d'autant plus importants qu'ils n'étaient point destinés à la publicité.

Ainsi, dans le journal du mois de juillet 1880, je relève cette note écrite de la main de l'honorable M. Mac Grégor : « Depuis quelque temps les journées sont superbes, et quoique élevée, la température n'atteint pas un degré qui puisse être pénible pour un malade. Un zéphyr agréable tempère toujours l'atmosphère »; et un peu plus loin : « Jusqu'à présent je n'ai jamais trouvé nulle part, dans le monde entier, un climat si agréable, un temps si beau qu'ici ». Le ciel d'Arcachon rappelle le ciel d'Honolulu, et jamais « je n'ai rien trouvé de si beau depuis que j'ai quitté Tasmanie (Australie) ».

Pour l'automne 1881 (novembre), le correspondant de M. Mac Grégor, alors absent, lui écrit les lignes suivantes : « Le temps a été superbe. Le vent suivait par sa direction la marche du soleil, soufflant de l'est, faible mais frais, le matin; du sud à midi; du sud-ouest l'après-midi. Le temps reste doux après le coucher du soleil, au point qu'après le dîner, de 8 heures à 9 heures du soir, nous avons pu nous mettre dehors, sans être gênés par le froid. »

Appréciant l'hiver de 1883-84, M. Mac Grégor écrit : « La particularité de cet hiver a été le calme absolu de l'atmosphère, au point qu'on aurait pu entendre tomber une feuille d'arbre. Froid, mais sans gelée, sauf quelques légères gelées blanches. »

Nous arrêterons là ces citations que nous pourrions multiplier, sans craindre de lasser le lecteur. Les emprunts que nous venons de faire donneront une idée suffisante de la valeur réelle de ces notes et des connaissances pratiques en climatologie de celui qui les a écrites.

Aussi en nous autorisant à les mettre à profit, M. Mac Grégor n'a pas cru être utile qu'à notre humble personnalité, mais aussi à notre station. C'est certainement là le sentiment large qui l'a guidé, et dont nos compatriotes lui seront, tout comme moi, reconnaissants.

CHAPITRE PREMIER

DE LA TEMPÉRATURE

I. **Température et moyenne annuelles.** — II. **Moyennes saisonnières.** Moyenne hibernale. — III. **Moyennes mensuelles.** — IV. **Températures journalières.** — V. **Causes de la modalité thermologique d'Arcachon.**

Nous allons étudier, dans ce chapitre, l'un des points qui fixent le plus généralement l'attention sur une localité : les moyennes thermométriques. Mais si connaître le degré thermologique d'une station est important, il l'est bien davantage de savoir exactement de quelle façon la température est répartie entre les diverses années, les diverses saisons, les divers mois. En effet, c'est tomber dans une erreur grossière que de juger de la valeur comparative de deux climats, en se fondant sommairement sur cette indication qu'une localité est préférable à une autre parce que sa température moyenne est plus élevée de dix degrés par exemple. « Or, il n'y a pas de guide plus trompeur que les moyennes en température. Deux localités peuvent posséder la même moyenne de température et cependant leurs climats et leurs effets sur la membrane bronchique peuvent être en vérité complètement différents. Ainsi de deux localités, l'une peut avoir sa température réglée de telle façon qu'en deux jours elle s'élève de 0° à 20° C., donnant pour moyenne 10°, et l'autre de telle sorte que ne variant dans le même temps qu'entre 8° et 12°, sa moyenne ne cesse pas d'être de 10°.... Il n'est besoin d'aucun raisonnement pour démontrer que les effets, sur les organes pulmonaires, de ces deux sortes de température doivent être complètement différents, et qu'ils sont dans le premier cas très funestes et dans le second bienfaisants[1]. »

Dans tout ce qui va suivre nous allons essayer de bien faire saisir, laissant la parole aux chiffres, qu'au point de vue thermologique, Arcachon est très favorisé, sinon en tant qu'élévation du degré de chaleur, du moins en tant que *constance* et *uniformité* dans la répartition de la température entre les années, les saisons, les mois. Les oscillations n'y sont ni soudaines, ni prononcées. Ne se produisant qu'avec une certaine lenteur, elles sont supportées avec impunité.

I

Température et moyenne annuelles.

S'il est intéressant de constater la *température moyenne annuelle* d'un lieu, disons-le de suite, c'est plus affaire de curiosité que d'intérêt pratique. Elle n'indique pas la modalité thermologique d'une station ; elle n'est pas davantage d'une utilité quelconque au point de vue d'une étude comparative. Que deux villes aient la même moyenne annuelle, cela veut-il dire que leur climat soit identique? Nous savons que non, que la température peut y être répartie d'une façon toute différente. La même somme de chaleur peut résulter soit d'un climat tiède et constant, soit d'un climat excessif, à vicissitudes brusques.

---

1. Corrigan. *Loc. cit.*

Voici le tableau de la moyenne annuelle pendant six années consécutives (1880 à 1885 incl.).

N° I

Centigrade	1880	1881	1882	1883	1884	1885

TABLEAU COMPARATIF DE LA TEMPÉRATURE ANNUELLE PENDANT SIX ANNÉES (1880 à 1885 inclus)

Du moins la constance de la moyenne annuelle ressort-elle du tableau qui précède, puisque pendant six années cette moyenne a toujours été la même : 13° C.[1].

Les *oscillations extrêmes* de la température annuelle n'importent guère à l'hygiéniste. Elles intéressent au plus haut point l'agriculteur qui doit en tenir rigoureusement compte. Qu'une seule fois dans l'année, le refroidissement arrive au point de congélation d'une plante vivace, cela suffira pour que cette plante ne puisse plus se rencontrer dans la localité. Quelque grand que soit l'écart entre le minimum et le maximum de l'année, la valeur hygiénique d'une station d'hiver n'en est pas amoindrie. Les malades n'y séjournent qu'un

---

1. Pour faciliter la description par la méthode graphique, j'ai négligé les fractions de degrés. Je donne ici la moyenne annuelle absolue. On peut voir que ces chiffres n'infirment en rien ce que nous avons dit de la constance de la température.

Année.	Température moyenne annuelle.
1880	13°,2
1881	13°,5
1882	13°,2
1883	13°,8
1884	13°,4
1885	13°,1

temps et ne subissent point ces oscillations extrêmes, qui d'ailleurs surviennent à des époques très éloignées les unes des autres. Même pour les malades qui résident toute l'année, ces écarts ne doivent pas être une préoccupation et ne constituent pas un danger, puisque c'est progressivement, lentement, par transitions insensibles et à longue portée, que la température marche du degré le plus bas au degré le plus haut. Seules les variations brusques doivent être redoutées.

Voici des chiffres indiquant les oscillations extrêmes de la température annuelle dans quelques stations hivernales.

A Pau, l'écart est de . . . . 48°, C.
Arcachon. . . . . 35°,5
Nice. . . . . 25°,2
Cannes. . . . . 22°
Menton. . . . . 21°,8

Par une particularité assez singulière, les villes à climats tempérés sont celles dont les températures extrêmes ont les plus grandes amplitudes. Aussi voyons-nous Pau et Arcachon, climats tempérés, avoir un écart supérieur à ceux de Nice, Cannes, Menton, qui figurent parmi les climats chauds de la France.

II

Températures saisonnières.

La connaissance de la *température moyenne de chaque saison* a une tout autre importance pour le médecin. S'il envoie ses malades, dans telle ou telle station médicale, pour une ou plusieurs saisons, ne doit-il pas en connaître la formule thermologique?

Les saisons n'existent pas sur tous les points du globe. « Elles sont d'autant moins tranchées qu'on se rapproche davantage de l'équateur ou des pôles; c'est à égale distance de ces deux extrêmes qu'elles présentent le plus de régularité dans leur durée et le plus de différence entre elles [1]. » Si bien qu'à l'équateur il n'y a que deux saisons : l'une pluvieuse, l'autre sèche, se succédant sans transitions et n'étant différenciées que par 5° à 6° de chaleur. Vers le pôle, les régions septentrionales de l'Europe ont un hiver d'une longueur démesurée, auquel succède presque brusquement un été très court, sec et brûlant; sur les bords de la Méditerranée, les quatre saisons sont nettement dessinées, mais l'été est encore prédominant sur l'hiver. « Ce n'est que vers le 45e degré de latitude, à égale distance par conséquent de l'équateur et des pôles, que l'année développe ses périodes avec tous leurs caractères classiques. C'est la zone tempérée par excellence; c'est le parallèle de Bordeaux, de Grenoble, de Valence, de Turin, de Plaisance, de Mantoue, de Venise, c'est la partie la plus favorisée du globe [2]. »

Arcachon se trouve dans cette zone privilégiée. Le tableau suivant montre combien les quatre saisons sont bien dessinées dans notre climat, et combien chacune d'elles a sa température propre.

La constance de cette température est remarquable.

En effet, pour le Printemps, les moyennes saisonnières d'une année à l'autre, pendant six ans, n'ont pas varié de plus de 2 degrés. De même pour l'Hiver.

---

1. J. Rochart. *Art. Climat*, in Dict. de médecine et de Chirurgie pratiques. T. VIII.

2. Fonssagrives. *Art. Climat* in Dict. Encycl. des Sc. médic., 1re série. Tome XXVIII.

Quant à l'Été et l'Automne, leur moyenne est encore plus constante, si possible, les oscillations d'une année à l'autre n'excédant pas un degré.

N° II

TABLEAU COMPARATIF DE LA TEMPÉRATURE MOYENNE DE CHAQUE SAISON PENDANT SIX ANNÉES (1880 à 1885 inclus)

La moyenne absolue de chaque saison est la suivante.

Moyenne Hivernale. . . . . 8° C.
— Vernale.. . . . . 12°,7
— Estivale. . . . . 18°,8
— Automnale[1] . . . . 14°

Moyenne hivernale. De toutes les saisons, celle dont la tem-

1. Je divise les saisons de la façon suivante, chaque saison équivalant à trois mois pleins : *Hiver* (décembre, janvier, février), *Printemps* (mars, avril, mai), *Été* (juin, juillet, août), *Automne* (septembre, octobre, novembre). Cette division me paraît mieux en rapport avec les périodes du séjour des malades dans nos stations.

pérature préoccupe le plus justement et le malade et le médecin, c'est sans conteste la saison d'hiver. Le tableau précédent montre que la moyenne hivernale oscille entre 7° et 9°; soit pour la période sexennale : 8° C.

Mais la question doit être examinée sous une autre face. Le chiffre 8° représente la moyenne des températures prises à sept heures du matin et à midi. Ne devons-nous pas nous préoccuper tout autant du degré de température que le malade trouvera dans notre station, aux heures de la *journée médicale*, pendant la promenade, soit de onze à trois heures? Aussi est-il indispensable de déterminer cette moyenne thermométrique relevée à midi et au nord. Je n'ignore pas qu'une moyenne établie à l'aide de chiffres donnant le degré thermométrique à onze heures, à une heure, à trois heures, aurait une valeur indiscutable. Jusqu'à ce jour, aucun auteur n'a pu fournir cette donnée pour une station quelconque, parce qu'aucun médecin n'a pu trouver le temps nécessaire exigé par des observations si absorbantes et si méticuleuses.

Du moins le relevé fait à midi conduit-il à un résultat d'une précision suffisante.

N° III

TABLEAU DONNANT
LA TEMPÉRATURE HIVERNALE
MOYENNE A MIDI ET AU NORD

Centigrade	1880	1881	1882	1883	1884	1885
15						
14						
13						
12						
11						
10						
9						
8						
7						
6						
5						
4						
3						
2						
1						
0						

Le tableau N° III nous donne la température moyenne de

l'hiver à midi, au nord, pour chaque année. Cette température oscille entre 9° et 11° C. Ainsi pour la période sexennale la moyenne de l'hiver à midi est de 10°,4. Donc si nous comparons entre eux les chiffres obtenus, nous arrivons aux termes suivants :

Hiver { Moyenne totale. . . . .   8° C.
       { Moyenne (Midi-Nord). . . . .   10°,4

L'écart saisonnier est très important à connaître. Il faut entendre, par là, le nombre de degrés de chaleur qui différencie la température de deux saisons extrêmes, ou de deux saisons voisines.

L'écart entre la saison la plus froide (Hiver, 8°) et la plus chaude (Été, 18°,8) n'excède pas 10°,8.

Quelques chiffres fixeront mieux les idées sur la valeur de cet écart, qui se numère ainsi que suit pour un certain nombre de villes :

Arcachon. 10°,8 C.
Toulon.. . . . . 17°,3
Madrid. . . . . 16°,6
Odessa. . . . . 25°,6
Londres. . . . . 12°,5
au Spitzberg. . . . . 19°

Que conclure, sinon que les climats dans lesquels l'écart des moyennes saisonnières extrêmes est faible, sont ceux qui jouissent de la température, sinon la plus douce, du moins la plus uniforme. Nouvelles preuves que la température de notre station, tempérée nous l'avons vu, est d'une réelle constance.

Cette conclusion, qui n'a rien de forcé, se confirme en examinant l'écart des températures saisonnières, non plus extrêmes, mais d'une saison à l'autre.

Cet écart est :

De l'hiver (moyenne 8°).	au printemps (moyenne 12°). .	4°,7
Du printemps (12°).	à l'été (moyenne 18°,8). . . .	. 6°,1
De l'été (18°,8).	à l'automne (moyenne 14°). . .	4°,8
De l'automne (14°).	à l'hiver.	6°

Ces écarts sont représentés deux fois par 4° et deux fois par 6°; écarts minimes qui se répètent avec une alternance régulière; écarts minimes et périodiques qui démontrent une fois de plus l'uniformité thermométrique de chaque saison.

III

Moyennes mensuelles.

L'étude de la température moyenne du mois donne une idée encore plus exacte du régime thermologique. Mais il ne suffit pas de fournir le simple énoncé de cette température, encore est-il nécessaire d'examiner les rapports qu'affectent ces chiffres dans différents cas.

Le tableau suivant (n° IV) nous montre quels sont les rapports thermologiques des douze mois d'une même année entre eux. Le dessin que reproduit le graphique est bien le même d'année en année, preuve palpable de la régularité des phénomènes thermiques de mois en mois, d'année en année.

Dans le tableau (n° V) nous comparons entre elles les moyennes d'un même mois pris d'année en année. Là surtout se montre la régularité, l'uniformité dans la distribution du calorique pour notre station. Les variations sont très petites. Elles n'excèdent pas un ou deux degrés pour quatre mois de l'année. Avril (2°), mai (2°), juillet (2°), août (1°). D'autres mois présentent une oscillation de 3° et 4°. Ce sont : janvier (4°),

TABLEAU INDIQUANT PAR ANNÉE LA TEMPÉRATURE MOYENNE DE CHAQUE MOIS

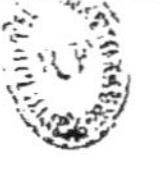

N° V

TABLEAU COMPARATIF DE LA TEMPÉRATURE MOYENNE DU MÊME MOIS PENDANT SIX ANNÉES.

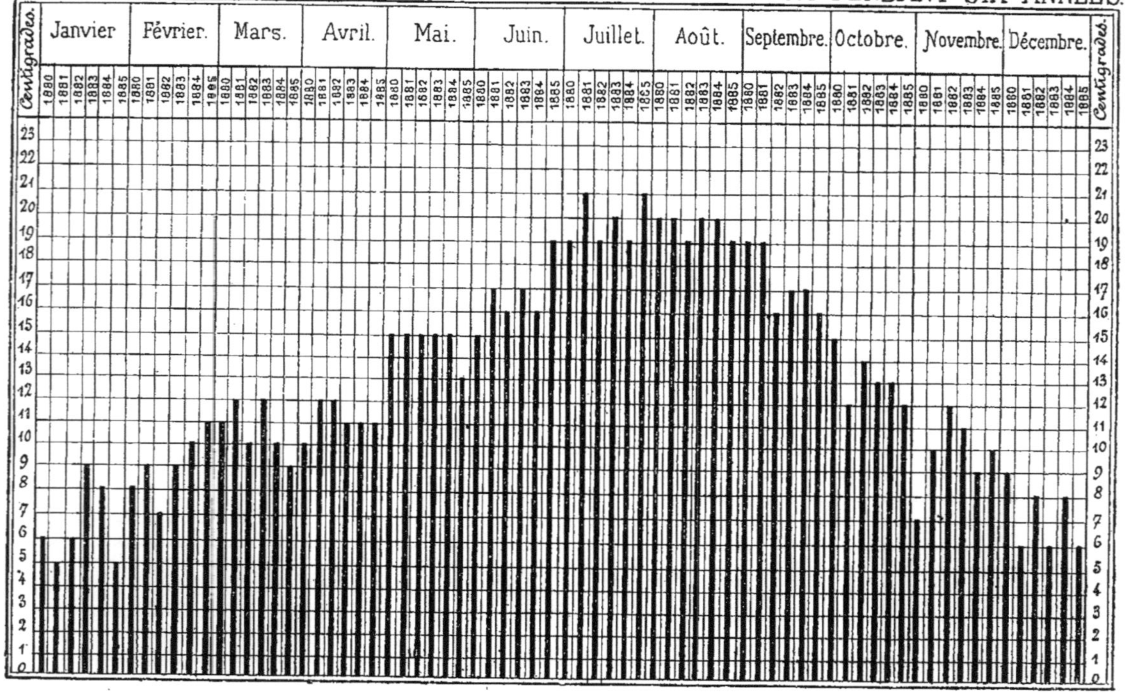

Centigrades.	Janvier						Février.						Mars.						Avril.						Mai.						Juin.						Juillet.						Août.						Septembre.						Octobre.						Novembre.						Décembre.						Centigrades.
	1880	1881	1882	1883	1884	1885	1880	1881	1882	1883	1884	1885	1880	1881	1882	1883	1884	1885	1880	1881	1882	1883	1884	1885	1880	1881	1882	1883	1884	1885	1880	1881	1882	1883	1884	1885	1880	1881	1882	1883	1884	1885	1880	1881	1882	1883	1884	1885	1880	1881	1882	1883	1884	1885	1880	1881	1882	1883	1884	1885	1880	1881	1882	1883	1884	1885	1880	1881	1882	1883	1884	1885	

février (4°), mars (3°), juin (4°), septembre (3°), octobre (3°), décembre (3°).

Un seul mois a une oscillation mesurée par 5 degrés, différence qui, pour ne se manifester que d'une année à l'autre, n'en est pas moins sensible. Un examen attentif des températures moyennes du mois de novembre de 1880 à 1885 fait ressortir clairement que cet écart est accidentel. En 1880, la moyenne du mois a été exceptionnellement basse et a déterminé l'amplitude inusitée de cette oscillation.

Les mois les plus stables sont : avril, mai, juillet, août.

Le moins stable est novembre.

Ce qui précède nous montre que d'une année à l'autre les températures moyennes du même mois, oscillent d'un à deux degrés : quatre fois ; de trois degrés : quatre fois ; et de quatre degrés : trois fois.

En résumé, la température d'un mois quelconque peut varier en moyenne d'une année à l'autre de 3°. Cette variation est pour Nice de 4°,9, et pour Madère de 2°,2 au maximum, d'après Jaccoud.

Si maintenant nous voulons savoir la moyenne de chaque mois pour la période sexennale, nous trouvons les chiffres suivants :

TEMPÉRATURE MOYENNE DE CHAQUE MOIS.

MOIS	DEGRÉS	MOIS	DEGRÉS
Janvier.	7° C.	Juillet.	20°,1 C.
Février.	9°,4	Août.	20°,2
Mars.	11°,2	Septembre. . . .	17°,8
Avril.	11°,5	Octobre.	13°,7
Mai.	16°,8	Novembre. . . .	10°,3
Juin.	17°	Décembre. . . .	7°,6

Ainsi, à *un demi-degré près*, plusieurs mois ont la même moyenne annuelle. Ce sont :

1° Janvier. . .
     Décembre .
	} de 7° à 7°,6		3° Mai.. . . .
			     Juin. . . .
				} de 16°,8 à 17°

2° Mars. . . .
     Avril. . . .
	} de 11°,2 à 11°,5		4° Juillet. . .
			     Août. . . .
				} de 20°,1 à 20°,2

Si bien que sur les douze mois de l'année il s'en trouve huit qui, deux par deux, ont la même moyenne : preuve bien convaincante de la *constance, de l'uniformité thermologiques* d'Arcachon.

La valeur de ces moyennes mensuelles sera mieux comprise et se fixera mieux dans l'esprit du lecteur, si en regard nous inscrivons les moyennes, non plus d'une station tempérée, mais d'une station chaude telle que Menton.

	Arcachon.	Menton.
Janvier.	7°	9°,3
Février.	9°,4	9°,5
Mars.	11°,2	11°,6
Avril.	11°,5	14°,6
Mai.	16°,8	17°,8
Juin	17°	21°,6
Juillet..	20°,1	24°,1
Août.	20°,2	24°,1
Septembre.	17°,8	20°,8
Octobre.	13°,7	17°,9
Novembre.	10°,3	12°,2
Décembre.	7°,6	9°,5 [1]

À Menton, comme à Arcachon, d'une part, décembre et janvier ont des moyennes semblables, et d'autre part, juillet et août.

---

1. Ces chiffres indiquent un rapport de proportions, mais ne donnent pas le rapport absolu. Il faudrait pour cela que les moyennes aient été dressées à l'aide de la température relevée aux mêmes heures, dans des conditions identiques, etc.

Le mois le plus froid de l'année est janvier (7°). C'est d'ailleurs le plus froid dans la presque totalité des villes. Ainsi Dechambre, se guidant sur les relevés de Mahlmann, de Dove et de Boudin, établit que sur 373 localités, janvier était 336 fois le mois le plus froid, alors que décembre ne l'était que 52 fois : proportion de 9 à 10.

Après janvier, viennent décembre (7°,6), février (9°,4) et novembre (10°,3).

Les mois les plus chauds sont août (20°,2) et juillet (20°,1), ce dernier n'étant inférieur que d'une quantité négligeable : un dixième degré. Là encore, Arcachon rentre dans la règle générale ou peut s'en faut. En effet, dans 425 localités, juillet est le plus chaud des mois 338 fois, août 60 fois.

Les Anglais tiennent compte de l'écart qui existe entre la température moyenne du mois le plus chaud et celle du mois le plus froid. Cette oscillation annuelle, ils la désignent sous le nom de *yearly fluctuation*. Elle me paraît n'avoir qu'un intérêt de curiosité. Voici cet écart pour Arcachon et un certain nombre de villes :

Moscou.	9°,2 C.	Amsterdam.	17°,2 C.
Rickavick.	11°,4	*Montpellier*.	18°,6
Alger.	12°,3	Vienne.	19°,3
Arcachon.	13°,2	*Pau*.	20°,4
Londres	14°,2	Paris.	21°
Copenhague	15°,2	Milan.	25°,1
Le Caire.	16°,3	Venise.	25°,7
Madrid.	17°	Toulouse.	27°,2

Il faut encore fouiller ces moyennes, et leur demander une nouvelle indication afin d'avoir une notion plus exacte de la constance thermologique du mois. Pour cela il suffit de rechercher l'écart des températures extrêmes du mois. La constance thermologique est en raison inverse des oscillations.

Plus les températures extrêmes seront distantes, moindre sera la constance calorique et *vice versa*. Cela est facile à comprendre.

Les écarts se mesurent ainsi :

Janvier l'écart est de	18°	C.		Juillet	l'écart est de	15°,1 C.
Février	—	—	15°	Août	—	—	15°
Mars	—	—	16°,6	Septembre	—	—	18°,3
Avril	—	—	15°,8	Octobre	—	—	16°,5
Mai	—	—	19°,6	Novembre	—	—	15°,8
Juin	—	—	16°,1	Décembre	—	—	15°,3

La moyenne des oscillations mensuelles est pour toute l'année de 16°,4. Un tableau comparatif mettra plus en relief la valeur de ces chiffres. Voici pour Nice, Pau, Cannes, la mesure des écarts entre les températures mensuelles extrêmes :

LOCALITÉS	JANVIER	FÉVRIER	MARS	AVRIL	MAI	JUIN	JUILLET	AOUT	SEPTEMBRE	OCTOBRE	NOVEMBRE	DÉCEMBRE	MOYENNE MENSUELLE
Arcachon.	18°	15°	16°,6	15°,8	19°,6	16°,1	15°,1	15°	18°,3	16°,5	15°,8	15°,3	16°,4
Nice....	21°	18°,9	19°,8	21°,2	25°,5	17°,2	15°,5	17°,5	21°,7	17°,5	25°,2	18°,1	19°,4
Pau. ...	21°	19°,1	20°,6	20°,5	22°,7	21°,2	20°	20°,5	19°,7	20°,5	19°,7	19°,1	20°,4
Cannes ..	»	»	»	»	»	»	»	»	»	»	»	»	16°,6

Il résulte de ce tableau que dans les trois stations, Arcachon, Nice, Pau, le mois dans lequel l'écart est le plus grand entre les températures extrêmes est le même : mois de mai.

Le mois le plus constant est pour Nice : juillet. A Pau, deux mois ont la même constance : février (19°) et décembre (19°,1). A Arcachon, le degré de constance s'étend à quatre mois, qui sont : février, août, juillet, décembre.

N'est-ce donc pas une preuve de l'égalité de la température

d'un lieu que de voir plusieurs mois présenter les mêmes écarts entre leurs températures extrêmes? Les écarts se mesurent par des chiffres presque identiques pour six mois dans notre station. En effet, nous trouvons :

Février. . . .	15°	} Trois mois dont les écarts mensuels sont identiques.
Août.	15°	
Juillet. . . .	15°,1	
Décembre.. .	15°,3	} Trois mois dont les écarts mensuels se différencient à peine par un demi-degré.
Novembre...	15°,8	
Avril.	15°,8	

Au point de vue thérapeutique, « tirons des chiffres précités cette conclusion que, dans les stations hivernales du midi de la France, il existe des oscillations de température qui sont mesurées, pour chaque mois, par près de 20 degrés, et qu'on ne saurait pallier cet inconvénient par une attention trop attentive à sortir aux heures les plus favorables et à compenser les vicissitudes thermologiques par des modifications apportées dans le costume [1]. »

Nous en aurons fini avec cette étude à la fois si aride et si importante de la température mensuelle, lorsque nous aurons signalé l'écart qui sépare la moyenne d'un mois de celle du mois qui précède ou qui suit.

Voici cet écart pour Arcachon et quelques autres villes.

LOCALITÉS	JANVIER A FÉVRIER	FÉVRIER A MARS	MARS A AVRIL	AVRIL A MAI	MAI A JUIN	JUIN A JUILLET	JUILLET A AOUT	AOUT A SEPTEMBRE	SEPTEMBRE A OCTOBRE	OCTOBRE A NOVEMBRE	NOVEMBRE A DÉCEMBRE
Arcachon. .	2°,4	2°,2	0°,3	5°,3	1°,8	5°,1	0°,1	5°,4	4°,1	3°,4	5°,5
Menton. . .	0°,2	2°,1	5°	3°,2	5°.8	5°,5	0°	4°,7	5°,1	5°,7	3°,3
Montpellier.	1°,5	2°,6	5°,9	6°,7	2°,7	4°,27	0°,4	3°,7	4°,2	5°,9	2°,6
Paris	1°,6	0°,2	4°,5	4°,3	3°,8	1°,5	1°,4	0°,2	5°,2	4°,3	4°,6

1. Fonssagrives. *Loc. cit.*

Au total ces variations d'un mois à l'autre se traduisent par les chiffres suivants :

Arcachon. . . . . 29°,4
Menton. . . . . 34°,6
Montpellier. . . . . 38°,4
Paris. 29°,2

IV

Températures journalières.

Désireux de ne pas surcharger outre mesure ce chapitre déjà long, je n'entrerai dans aucun détail au sujet de la température examinée aux différentes heures de la journée. Au surplus, que faudrait-il démontrer? L'absence de variations subites et étendues. Or n'avons-nous pas démontré la constance des températures annuelle, saisonnière, mensuelle? C'est à l'aide de la moyenne journalière que nous avons pu établir les moyennes mensuelles, à l'aide de ces dernières les moyennes saisonnières, et ainsi de suite, allant de l'analyse à la synthèse.

Si de l'étude de ces moyennes diverses ressort la constance thermologique, n'est-ce pas la preuve bien évidente que cette constance a son origine dans l'uniformité, la constance même de la température journalière ?

Il en est bien ainsi. Dans la journée, les écarts de température sont minimes, très rarement ils sont brusques. Ajoutons enfin qu'il n'est pas rare, aussi bien en hiver qu'en été, de voir plusieurs journées consécutives (deux, trois et *même huit*) avec le même degré de température.

V

Causes de la modalité thermologique d'Arcachon

Nous devons examiner maintenant à quelles causes Arcachon doit *sa manière d'être thermique*. Car cette station se spécialise, se différencie des villes voisines par son côté thermologique. Ainsi la température d'Arcachon n'est nullement celle de Bordeaux : ce qui dépend de causes nombreuses dont l'action ne se fait pas sentir d'une égale manière.

Arcachon doit sa modalité thermologique :

1° A des modifications océaniques ;

2° A des modifications telluriques ;

3° A des modifications atmosphériques.

Nous laisserons de côté l'étude des modifications atmosphériques et des modifications telluriques. Elles ont trait à la pression barométrique, à l'état hygrométrique de l'air, à la direction des vents, à la nature du sol, etc., etc., points que nous aurons à étudier en détail et qui feront l'objet de chapitres spéciaux.

Modifications océaniques.

Nous savons que les courants maritimes ont sur la température des côtes atlantiques de la France une action des plus manifestes. Si par exemple à Brest, qui est par la latitude de 46° N., les camélias fleurissent en pleine terre, cela tient au voisinage de la mer et plus particulièrement au voisinage du Gulf-Stream.

Le Gulf-Stream ! Maury, un des plus illustres officiers de marine des États-Unis, a étudié ses contours, sa direction, sa température, sa profondeur. Son livre débute par une description saisissante : « Il y a, écrit-il, une rivière dans l'océan, pendant la plus grande sécheresse jamais elle ne tarit, et lors des puissantes inondations jamais elle ne déborde. Ses rives et son lit sont d'eau froide, tandis que son courant est d'eau chaude, etc., etc. » A propos de la température, M. Maury ajoute : « La quantité de chaleur que le Gulf-Stream répand sur l'Atlantique dans une seule journée d'hiver suffirait pour élever toute la masse d'air atmosphérique qui couvre la France et la Grande-Bretagne, du point de congélation à la chaleur d'été ».

Aussi privilégiées sont-elles les contrées qui se trouvent au voisinage d'un semblable foyer. Toutes les rives du golfe de Gascogne sont dans cette catégorie. En effet le courant principal du Gulf-Stream, arrivé au 46° de latitude nord, se bifurque, l'une de ses branches remonte vers l'Irlande, l'autre incline vers le sud, côtoie l'Espagne, le Portugal, etc. Mais au milieu du golfe, de cette seconde branche, se détache un courant secondaire qui entre dans le golfe, en lèche le littoral et vient au niveau du cap Lizard rejoindre la branche principale du Nord. Cette dérivation du Gulf-Stream joue un rôle considérable dans la climatologie de nos côtes : c'est elle qui rend nos contrées tièdes par la chaleur qu'elle leur cède, humides par la vapeur d'eau qui s'en dégage.

Ainsi voyons-nous certains arbres, les figuiers par exemple, croître en pleine terre et donner d'excellents fruits, alors que plus avant dans les terres et sous des latitudes plus méridionales, ces mêmes arbres ne peuvent se développer et gèlent.

En fait, ces courants d'eau chaude ont une température moyenne de 24° C., et une température constante, puisqu'elle ne varie que d'un demi-degré par centaine de lieues, et que dans les régions où l'atmosphère se refroidit parfois jusqu'au-dessous de la glace fondante, le Gulf-Stream se maintient à une température de 26° au-dessus de ce point. Donc le plus important facteur de la formule thermologique d'Arcachon est le voisinage du courant de Parnell, courant qui dégage d'une façon incessante ses effluves de chaleur sur les rives qu'il baigne. Nous aurons à revenir sur ce rôle dans le chapitre suivant.

CHAPITRE II

VAPEUR D'EAU — PLUIES — BROUILLARDS

I. **Vapeur d'eau**. Son rôle climatologique et physiologique. — II. **Les pluies**. Régime et moyennes. Leur rôle thermologique et hygiénique. Les pluies de soufre. — III. **Brouillards et brumes**. Régime et moyennes.

I

Vapeur d'eau.

Immédiatement à côté, et parallèlement à la thermologie d'une station, doit se placer l'étude des pluies. En effet, quels avantages un malade pourrait-il retirer d'une température hivernale élevée, si des pluies incessantes, prolongées, mettaient obstacle à ses promenades ? Le point le plus important de cette étude est de savoir non pas tant la quantité d'eau qui tombe dans une année, que la manière dont est répartie la chute de cette eau, suivant les saisons, les mois, les jours : le *régime des pluies* en un mot.

Nous avons vu dans le chapitre précédent qu'Arcachon doit sa température exceptionnelle pour la contrée, à cette branche du Gulf-Stream qui vient lécher les rives du golfe de Gascogne. De même aussi, ce voisinage est l'origine et de l'état hygrométrique élevé, et des pluies abondantes qui sont une des caractéristiques de la localité. C'est une règle générale en météorologie, que la quantité de vapeur d'eau tenue

en suspension dans l'air, que les pluies soient augmentées
par le voisinage de la mer, à plus forte raison si la mer
présente un degré de température élevé et devient la source
constante d'une évaporation très active : ce qui est le cas
pour le courant d'eau chaude du Gulf-Stream. Ce courant, par
l'évaporation considérable dont il est le siège, fournit une
humidité qui, nous allons le voir, influe très avantageusement sur le climat.

La vapeur d'eau contenue dans l'air joue un rôle considérable en climatologie. Même à l'état invisible elle fait à la
terre un manteau protecteur qui la met à l'abri des grandes
oscillations thermométriques, c'est-à-dire des oscillations
dangereuses. Ce manteau d'hiver devient un écran pendant
l'été : il empêche la *radiation*, en modérant l'intensité des
rayons trop ardents du soleil, et le *rayonnement*, c'est-à-dire
l'émission de chaleur que font vers les espaces célestes,
après le coucher du soleil, la terre et les êtres qui la peuplent.
En un mot l'intensité du calorique à perdre est modérée,
aussi bien que l'intensité du calorique à recevoir. De telle
sorte que si la terre n'était enveloppée d'une couche de vapeur
d'eau, la chaleur du jour serait excessive, même aux latitudes nord, tandis que les nuits, par suite du rayonnement,
seraient très froides, même dans les pays tropicaux. D'ailleurs nous avons des exemples très connus de ces grandes
oscillations thermiques, tenant sinon à l'absence, du moins
à la très petite quantité de vapeur d'eau de l'atmosphère.
Dans le Sahara, le sol n'est-il pas de feu, le vent de flamme,
et les nuits n'y atteignent-elles pas un degré de froid extrêmement pénible à supporter ? Après des journées très chaudes,
la nuit il gèle et il se forme de la glace. Aussi dans toutes ces
contrées où l'air est très sec, les oscillations du thermomètre

sont très étendues. C'est le cas pour la station aujourd'hui célèbre de Davos. Le jour, grâce à l'absence presque absolue de vapeur d'eau, la température au soleil est assez élevée pour que les malades puissent déjeuner dehors, alors que la neige les entoure. « Il est toutefois bon d'ajouter, au point de vue purement médical, que cette absence de vapeur d'eau dans l'air active singulièrement l'élimination de ce principe chez les malades et que ce surcroît leur fait payer parfois très cher une chaleur commodément supportée par l'orga·nisme sur la rive algérienne de la Méditerranée[1]. »

La loi inverse est tout aussi exacte. Dans les régions basses et chaudes, au voisinage de la mer, où le degré de vapeur d'eau atteint presque le degré de saturation, les oscillations diurnes et nocturnes de la colonne mercurielle sont peu étendues, presque insensibles; on est même en droit de se demander si la saturation hygrométrique de l'atmosphère de la haute mer n'est pas en grande partie l'origine de son uniformité thermologique?

Pour notre station, l'une des causes principales de sa chaleur uniforme et constante réside dans la grande quantité de vapeur d'eau que contient l'atmosphère. Nous reviendrons sur ce point particulier en parlant des pluies.

Donnons des chiffres pour mieux faire comprendre la *valeur hygrométrique* d'Arcachon et de quelques villes. On entend par valeur hygrométrique le degré de saturation de l'atmosphère. Ces chiffres n'établissent pas une comparaison absolue · ils ne correspondent ni au même nombre d'années, ni aux mêmes heures, etc. Disons aussi que les documents relatifs à l'hygrométrie des climats sont très insuffisants et

1. A. Bordier. *La Géographie médicale*, Paris, 1884.

que presque toutes les villes du littoral méditerranéen présentent une grande instabilité hygrométrique.

Moyennes hygrométriques :

Alger.. . . . . de 45° à 50°
Hyères. . . . . 56°,47
Nice. . . . . 58°,2 (Roubaudi).
Monaco . . . . 63°,5
Pau . . . . 77°
Madère. . . . . , ... 79°
Venise. . . . . 87°
Arcachon . . . . 90° (Hameau) [1].

Mais à côté de cet avantage inappréciable de maintenir uniforme et constante la température, cette grande quantité de vapeur d'eau invisible n'a-t-elle pas quelques inconvénients? Nous savons que l'air sec, c'est-à-dire privé de vapeur d'eau, dessèche les surfaces respiratoires, entretient, si elle n'augmente, l'irritation trachéo-bronchique. « Par suite de l'abondance et de la rapidité de l'évaporation cutanée et pulmonaire, elle (l'insuffisance du degré hygrométrique) soustrait une notable quantité d'eau à l'organisme et augmente en conséquence la concentration des produits liquides normaux et pathologiques; cette influence se fait surtout sentir sur les crachats, dont la viscosité accrue rend l'expectoration difficile, et sur l'urine, qui devient rare, condensée et haute en couleur[2]. »

L'air humide, au sens scientifique du mot, c'est-à-dire imprégné d'une grande quantité de vapeur d'eau, sera-t-il sans effet sur ces mêmes surfaces respiratoires et sur les surfaces

1. Mes recherches personnelles ne sont pas suffisantes pour me permettre de donner une moyenne. Mais, d'après ce que j'ai observé, je crois que la moyenne formulée par le Docteur Hameau est un peu élevée. C'est d'ailleurs de ma part une simple réserve, et nullement une critique ou une contestation.
2. Jaccoud. *Curabilité et traitement de la phthisie pulmonaire*, Paris, 1881.

d'élimination en général ? L'action physiologique d'un air à haut degré hygrométrique est d'atténuer aussi bien le fonctionnement de la peau que le fonctionnement du poumon.

Aussi l'un des premiers effets de l'air dans notre station est de diminuer la viscosité des crachats et d'en faciliter l'expectoration. En même temps que la peau fonctionne moins, les reins y suppléent, et les urines deviennent abondantes, claires, éliminant tous les produits excrémentitiels, qui seraient obligés de prendre une autre voie, peau ou surface pulmonaire, et deviendraient une nouvelle source d'irritation directe.

Ces deux phénomènes poussés trop loin pourraient avoir de graves inconvénients, mais atténués, ils sont salutaires. En diminuant les fonctions cutanées, on atténue les sueurs si préjudiciables aux phthisiques, et en facilitant l'expectoration on épargne les forces du malade, de même qu'on préserve les surfaces respiratoires de secousses, d'efforts toujours pénibles et graves. Les fonctions pulmonaires sont elles-mêmes modérées, la petite circulation calmée, prévenant ainsi les congestions actives, répétées, sources de tant d'hémoptysies.

C'est bien là, en effet, une des caractéristiques du séjour des phthisiques dans notre forêt : que tout état d'éréthisme, tout état congestif de la peau, des poumons soit atténué.

Si le degré hygrométrique élevé ne détermine pas, comme on devrait s'y attendre, des phénomènes physiologiques trop accentués, cela tient à une double cause. La première de ces causes modificatrices réside dans la nature du sol, doué d'une grande perméabilité (voyez chapitre Sol). La seconde est due à la grande quantité d'arbres au milieu desquels vivent les malades ; sol et arbres avides de l'eau qui serait en excès pour les êtres vivants. De telle sorte qu'au point de vue physiologique, le degré hygrométrique d'Arcachon est bien inférieur à celui qu'accusent les instruments.

Cette avidité de certains végétaux pour les vapeurs d'eau n'est point une vaine théorie dont j'use pour les besoins de ma cause. La flore de la contrée répond exactement à cette donnée. Nous y voyons prédominer des arbres dont le pouvoir d'absorption est grand : le pin maritime par exemple. Il existe certaines plantes pour lesquelles la vapeur d'eau dans l'air acquiert une telle importance qu'elles effectuent des mouvements destinés à faciliter ou bien à augmenter l'absorption de cette vapeur d'eau. Telles sont les immortelles qui, pour leur fécondation, ont besoin d'absorber une grande quantité de vapeur d'eau. Ces fleurs sont très communes, très répandues sur nos côtes. Chez elles le mouvement persiste après la mort, elles ont été prises par l'homme « comme symbole de l'immortalité idéale après laquelle il soupire et ont reçu le nom d'*immortelles*. »

II

Les pluies.

La pluie n'est autre chose que la vapeur d'eau condensée, condensation dont les différentes causes ont été fort judicieusement établies par M. Jamain[1]. La pluie n'a d'autre origine que l'eau de mer évaporée, soit par le soleil, soit par la chaleur et retombant ensuite sous forme liquide.

Ce que nous savons de l'état hygrométrique de l'air nous fait entrevoir qu'il tombe une assez forte proportion d'eau à Arcachon chaque année. Nous n'échappons pas à cette loi

1. Jamain. *Essai de météorologie*, Revue des Deux Mondes. 1867, t. LXVII.

météorologique qui caractérise le climat des stations du sud-
ouest de la France (Pau, Biarritz, Arcachon).

	Paris. . . . . . . $0^m,580$
	Alger. . . . . . . $0^m,904$
	Hyères. . . . . . $0^m,746$
Quantité d'eau qui	Nice. . . . . . . $1^m,350$ (Show).
tombe par année à	— . . . . $0^m,790$ (Niepce fils).
	Bayonne. . . . . $2^m,000$
	Arcachon . . . . $1^m,250$ (El. Reclus).
	— . . . . $1^m,047$ (année 85-86 exactement calculée au pluviomètre).

J'appelle l'attention sur les chiffres qui précèdent. Ils démontrent, de la façon la plus absolue, que les localités médi-
terranéennes et autres dans lesquelles se réfugient les malades,
*reçoivent annuellement une quantité d'eau bien supérieure à
celle qui tombe à Paris*, par exemple.

Mais le régime en est différent et la supériorité des stations
hivernales réside dans ce fait. Si les pluies sont plus abondantes, le nombre des jours pluvieux est moindre. Rarement
on y voit des pluies ininterrompues pendant plusieurs journées. Ce serait donc tomber dans une erreur grossière si,
comparant deux localités au point de vue udométrique, on
déclarait préférable, comme permettant un plus grand
nombre de sorties, celle où il tombe le moins d'eau. Il se peut
très bien que celle dans laquelle il tombe le plus d'eau soit
celle où les pluies ont la plus courte durée.

Ces différences dans le régime des pluies sont de la plus
haute importance, on le comprend. Elles ont sur l'organisme
des effets d'ailleurs bien différenciés. « Il tombe plus d'eau
dans une forte pluie d'orage d'une durée de demi-heure, dans
une chaude et claire région du midi, qu'il n'en tombe en
deux jours de brume et de petite pluie, dans une région

pleine de brouillards et privée de soleil. Tandis que cette dernière produit les mauvais effets sur le système cutané et les membranes muqueuses, la courte mais forte averse adoucit la rudesse de l'air, et son influence est vite dissipée par suite de la chaleur et de la clarté d'un soleil qui apporte avec lui la joie et la santé. » (Corrigan, *loc. cit.*)

Pour Arcachon, l'étude du régime des pluies donne les chiffres suivants, que nous rapprochons de ceux d'autres stations hivernales, uniquement pour que le lecteur puisse avoir un terme de comparaison, et nullement pour en déduire telles ou telles conséquences en faveur de notre climat.

D'après Raillard[1], les jours de pluie par année seraient :

A Pau.	140
Biarritz.	103
Arcachon.	94
—	86 (Lalesque)
Dax.	86

D'après mes calculs, la moyenne annuelle des jours pluvieux dans notre station ne serait que de 86 jours et non de 91, mais ce sont là des nuances de détail sans importance.

La répartition des pluies suivant les saisons offre un intérêt plus pratique. D'après M. Ch. Martins, dans la France occidentale, la saison la plus mouillée est l'automne. Nos moyennes saisonnières confirment cette loi. Elles nous donnent :

Moyenne des jours pluvieux par saiso·

Automne.	29 ou…
Hiver.	18 —
Printemps.	24 —
Été.	15 —

1. Dr Raillard. *Climatologie comparée.* Association française pour l'avancement des sciences. Lille, 1874.

Quant à la quantité d'eau qui tombe chaque saison, la moyenne qui la représente ne marche point parallèlement aux moyennes qui représentent le nombre des jours pluvieux.

Nous n'avons exactement la pluviométrie que d'une seule année (1885-1886), année pluvieuse du reste. Les résultats sont les suivants :

$$
\begin{array}{ll}
\text{Automne.} & 359^{mm},2 \\
\text{Hiver.} & 247^{mm},9 \\
\text{Printemps.} & 206^{mm},9 \\
\text{Été.} & 235^{mm},9
\end{array}
$$

Ces chiffres prouvent bien que l'automne est de toutes les saisons la plus mouillée, aussi bien sous le rapport du nombre des jours pluvieux que sous le rapport de la quantité d'eau tombée. Puis viennent par série décroissante : l'hiver, l'été et le printemps. Cette dernière saison a cependant un nombre de jours pluvieux bien supérieur aux deux saisons précédentes. Mais les pluies y sont moins abondantes, tandis qu'en été, il tombe dans un laps de temps beaucoup plus court (quinze jours au lieu de vingt-quatre en automne) une plus grande quantité d'eau. Ce phénomène est en rapport avec les pluies d'orages de l'été, qui déversent parfois en quelques minutes de véritables torrents. Si bien que certains jours d'été, il tombe jusqu'à $25^{mm},8$ et même une fois $36^{mm},5$ de pluie.

Le côté le plus important de cette étude udométrique est de savoir dans quelles proportions ou mieux pendant quelle durée de la journée la pluie tombe. Cette analyse, aride à faire, aride à lire, est capitale dans ses résultats. N'indique-t-elle pas combien de jours chaque hiver, par exemple, combien d'heures chaque jour, la sortie en plein air sera possible sans dangers ? Le régime des pluies est vraiment utile à connaître sous ce rapport. Je ne sache pas que beaucoup d'auteurs aient pu fournir ces données si importantes.

Nous avons tenté ce relevé. La moyenne de six années donne les résultats suivants :

```
Jours pluvieux toute la journée. . . . . . . . . . . . . . .   32
     —         la matinée avec après-midi belle. . . . . . .   26
     —         par intervalles (le matin ou l'après-midi). . .   24
```

Mais établissons bien que parmi ces 24 journées pluvieuses par intervalles, il en faut compter 16 pendant lesquelles la sortie est possible, soit que la pluie ait été de très courte durée, soit que les ondées aient été suivies ou précédées d'un beau soleil.

Les chiffres qui précèdent confirment ce fait d'observation journalière que souvent la matinée est pluvieuse et que l'après-midi est inondée de soleil. L'inverse se produit parfois, mais très rarement.

Notons encore que la pluie commence à tomber quelquefois après quatre ou cinq heures du soir. Cela arrive plus particulièrement en été. J'ai tenu compte de ces pluies de l'aprèsmidi et de celles du soir pour établir la moyenne annuelle des jours pluvieux. Mais ici, dans l'examen de la façon dont la pluie se répartit dans la journée, je ne crois pas devoir agir de même et les faire figurer dans les chiffres qui précèdent, étant donné que la journée médicale finit avant la chute de la pluie, que dès lors ce phénomène météorologique n'a plus qu'une importance secondaire.

Une autre physionomie propre à notre climat est la *pluie nocturne*. Il arrive souvent que la pluie tombe en abondance, à torrents, toute la nuit, et que dès le matin la journée est, tout comme celle de la veille, belle, chaude, claire, inondée de soleil. Il n'est pas rare qu'il pleuve pendant deux, trois, quatre nuits consécutives, tandis que les journées intercalaires ne laissent rien à désirer. Le nombre de ces *pluies nocturnes isolées* atteint la moyenne annuelle approximative de 30. Je dis approximative, parce que les observations nocturnes sont malaisées, et que, parfois le matin, en voyant la terre mouillée, il est difficile de savoir si c'est une forte rosée ou une petite pluie fine qui est tombée.

Ces *pluies nocturnes* sont très remarquables et presque spéciales à notre station.

Le régime des pluies est donc tel que, pour être fréquentes, les chutes d'eau n'ont jamais une longue durée, que les journées entièrement pluvieuses dépassent à peine le tiers de la moyenne annuelle des jours mouillés, qu'on y voit rarement des journées ou des successions de journées signalées par des pluies ininterrompues, qu'après une pluie de quelques instants apparaît souvent un soleil radieux qui rend la promenade possible, qu'à une matinée pluvieuse succède une après-midi inondée de soleil.

D'ailleurs tombât-il encore une plus grande quantité d'eau dans le même laps de temps, le mal ne serait pas grand. Et c'est là le côté original de notre station. La grande quantité d'eau qui se déverse chaque année ne produit pas ce froid humide si pernicieux pour les malades atteints d'affection des voies respiratoires ou d'accidents rhumatismaux. Grâce à la composition du sol de la ville d'hiver que nous savons n'être que du sable fin, jusqu'à une profondeur de 50 mètres au-dessous du niveau de la mer, la perméabilité est telle que rapidement toute l'eau est bue par ce sable même et par les racines puissantes des pins de la forêt. Cette perméabilité rend très vite sec le sol qui a été inondé. Les racines du pin maritime ont une puissance d'absorption telle que (comme nous l'avons vu au chapitre Sol), des marais, des étangs qui, de temps immémorial, longeaient les dunes, se sont désséchés, ont disparu entièrement, au fur et à mesure que les semis faits sur les dunes s'agrandissaient. Ce dessèchement par l'absorption radiculaire des jeunes pins a été observé au Porge en 1840 par M. de Mortemart de Boisse[1]. Nous avons signalé au chapitre Sol un grand nombre de faits semblables.

Ainsi sont évités, grâce à la perméabilité du sol, grâce aux arbres de la forêt, les inconvénients qui pourraient résulter des pluies abondantes de la région du sud-ouest.

Par contre, ces pluies nous donnent un avantage précieux : une température supérieure à celle des villes qui nous avoisinent. On sait en effet que, par son contenu en vapeur d'eau, l'atmosphère est pour le sol une importante source de calorique. « C'est ainsi que le souffle humide de l'Océan vient aux continents surchargé de chaleur latente qu'il y déverse par torrents avec les précipitations aqueuses. Voici, d'après Maury, des chiffres qui feront comprendre le rôle joué par la pluie dans l'échauffement du sol. La France, dont la superficie est évaluée à 205 000 milles carrés, reçoit chaque année 30 pouces de pluie en moyenne. Or, pour une pluie qui verserait un pouce d'eau sur le pays entier, la quantité de calorique rendue libre surpasserait celle qui serait dégagée par la combustion de trois cents millions de tonnes de la meilleure houille, c'est-à-dire plus de quatre fois le produit annuel de toutes les mines du globe ».

Quoique à peine distante de 60 kilomètres de Bordeaux, la ville d'hiver d'Arcachon jouit d'une température plus élevée

---

1. De Mortemart de Boisse, *Voyage dans les Landes de Gascogne*, 1840.

que celle du chef-lieu du département. Pendant l'hiver, cette différence serait de trois degrés en aveur d'Arcachon. A quoi donc cela tient-il ? Si ce n'est que notre ville étant plus rapprochée du foyer d'évaporation d'eau chaude, reçoit les vapeurs d'eau, la pluie avant que leurs températures se soient abaissées. A mesure que les nuages s'avancent vers l'est du continent, ils perdent de leur humidité, ne donnent plus lieu aux abondantes précipitations, et n'abandonnent plus au sol une aussi grande quantité de calorique.

Là ne se borne pas l'influence de la vapeur d'eau et de la pluie relativement à la température. Il n'est pas douteux que la constance de l'évaporation ne soit la cause principale de la constance thermologique de notre station. « Les bords de l'Atlantique, dit Él. Reclus, sans cesse humectés par les vapeurs d'eau qui s'élèvent de l'Océan, sont exposés directement à l'influence de l'énorme masse liquide, dont la température est égalisée par des courants constamment mélangés. Ces contrées riveraines jouissent d'un climat essentiellement maritime, et l'écart entre les plus fortes chaleurs et les plus grands froids de l'année y est relativement faible. C'est à cette évaporation constante que le climat girondin doit d'être doux, humide, constant, tandis que le climat méditerranéen est de beaucoup plus inégal par ses brusques passages des pluies aux sécheresses. » (Él. Reclus.)

La pluie joue un autre rôle, d'une importance capitale, rôle purificateur, sur lequel il convient d'attirer l'attention, et auquel nous devons en grande partie la parfaite salubrité de la ville. La pluie balaye l'atmosphère et, d'après Franckland, un litre d'eau de pluie lave 300 litres d'air, entraînant avec lui toutes les impuretés qu'un homme peut respirer en moins d'une heure. Grâce aux remarquables travaux de Miquel, nous savons que les *microccocus*, les *bactéries* et les *bacilles* figurent au nombre des poussières imperceptibles de l'atmosphère. La pluie les entraîne et les abat. Ce fait a été démontré dans de nombreuses recherches faites par Miquel (1880-1881). Cet auteur a pu formuler la proposition suivante : « Le chiffre des bactéries, *faible en temps de pluie*, s'élève quand toute humidité a disparu de la surface du sol ». La pluie est donc un obstacle à la présence dans l'air de ces infiniment petits, dont la puissance nocive est si grande.

Nous savons maintenant pourquoi les saisons et les localités pluvieuses jouissent d'une salubrité relative signalée par Casper, Lombard, Kulenkampft, Haseberg. Chez nous l'abondance des pluies, la perméabilité du sol, sont les deux grands facteurs de la pureté de notre atmosphère, de la salubrité remarquable de la ville.

Les pluies entraînent et précipitent non seulement les micro-organismes, mais encore toutes les poussières qui flottent dans l'air, et dont l'excès peut avoir sur les organes respiratoires, en particulier, les effets les plus déplorables. Cette influence de la pluie sur les poussières atmosphériques, invisibles ou non, est bien démontrée par les pluies colorées. A Lille, par exemple, l'eau qui tombe des nuages précipite le charbon et noircit le linge. « La pluie de Manchester contient jusqu'à 6 centigrammes d'acide sulfurique par galon (4ˡ,5). L'herbe qui la reçoit jaunit[1] ». Ici les averses des mois d'avril et mai précipitent les grains de pollen du pin et en telle abondance que les toits, les routes, les ruisseaux, en sont littéralement jaunis. On a depuis longtemps désigné ces pluies sous le nom de *pluies de soufre*. Cette dénomination, qui

---

1. Arnould. *Loc. citat.*

remonte au dernier siècle, est le résultat d'une vieille erreur. La couleur jaune du pollen a pu donner lieu à cette confusion. « Cette méprise se produisit à Bordeaux à la fin du siècle dernier. Un jour, une pluie jaune s'abattit sur la ville. Les habitants crurent à une pluie de soufre. Néanmoins les gens instruits ne s'y laissèrent pas tromper. Feu M. Betbéder, professeur de médecine, prouva sans peine que ce prétendu soufre était la poussière des étamines du pin des Landes, apportée par le vent d'ouest [1]. »

III

Brouillards et brumes.

Le brouillard est constitué par de l'eau à l'état vésiculaire et tenue en suspension dans les couches atmosphériques. Il est malsain, en même temps, et parce qu'il est une cause de refroidissement pour les organes, et parce qu'il tient en suspension les miasmes et les poussières de toute nature. On sait que dans certains pays, le brouillard joue un rôle des plus néfastes. Tels, par exemple, les brouillards de Londres. Hâtons-nous d'ajouter que par la mise en pratique du drainage du sol, on a transformé entièrement et avantageusement certaines contrées de la campagne anglaise, qui se trouvaient auparavant dans un brouillard presque incessant.

La brume n'est autre chose que le brouillard maritime. Elle se montre dans les temps absolument calmes, ce qui s'explique du reste aisément par son mode de formation.

On comprend donc combien il est important de connaître le nombre de brouillards pour chaque année et pour chaque

1. Thore. *Loc. cital.*

saison, et leur mode de répartition aux différentes heures de la
journée. Le malade, le médecin, trouveront dans cette étude des
indications précieuses pour la direction à donner aux sorties.

Les brouillards ne sont pas fréquents à Arcachon, et n'y
durent, quand ils apparaissent, que quelques heures le matin.
Ils ne tardent pas à se dissiper et un beau soleil leur succède.
Au surplus, voici quelques chiffres à ce sujet. La moyenne
annuelle, qui est de 22 à Nice (Teysseire), est de 26 à Arcachon. Cette moyenne est répartie ainsi qu'il suit selon les
saisons :

      Hiver. 10
      Printemps.   5
      Été.   5
      Automne.   8

Presque toujours les brouillards n'apparaissent que le
matin, et se prolongent par exception jusqu'à onze heures.

Les brouillards du soir sont beaucoup moins fréquents, ne
se lèvent guère avant cinq heures du soir, séjournent bien
plus souvent sur le bassin que *sur la forêt*. J'emploie à dessein l'expression *sur la forêt*, car lorsque le brouillard se
lève aux premières heures du jour, il plane, dans la grande
majorité des cas, au-dessus des arbres de la forêt, arrêtant les
rayons du soleil, mais laissant clair et libre l'espace compris
entre le sol et la cime des arbres.

Il est exceptionnel de voir le brouillard durer toute la
journée. En ce cas, il est peu intense.

Notons que nos brouillards sont toujours des brouillards
maritimes, c'est-à-dire des brumes. Aussi sont-ils moins
froids, moins pénétrants, moins dangereux que les brouillards
terrestres proprement dits, que l'on observe sur le continent,
loin des côtes.

CHAPITRE III

LES VENTS

Vents dominants. Effets physiologiques des vents en général, des vents secs, et des vents tièdes et humides en particulier. Leur influence sur la pureté de l'atmosphère.

Les vents de la contrée se différencient par leur fréquence, par leurs caractères, aussi bien que par leurs effets. Leur étude donne lieu à la classification suivante :

	Directions.	Caractères.
	Est.	Sec et froid en hiver.
	Sud.	Doux et chaud.
Vents	Nord	Frais en été. / Réchauffés en hiver.
	Ouest (N.-O.-O.-S.-O.).	Tièdes et humides.

Les vents de *Sud*, chauds, énervants, très pénibles même pour les personnes en bonne santé, sont très rares. Ils sont plus généralement doux, chauds, amollissants.

Les vents d'*Est* sont secs, rares aussi. Une seule fois en six années le vent d'Est a soufflé avec le caractère de vent brûlant qui donne une idée atténuée du sirocco (le 22 mai 1884). Toujours en hiver il est froid.

En été les brises du *Nord* qui se font sentir presque tous les soirs, viennent corriger les ardeurs du soleil. Grâce à ces brises de l'après-midi, la température estivale n'atteint jamais un degré excessif, et reste dans des limites supportables. Si

bien qu'il n'y a jamais à Arcachon une chaleur trop pénible
pour un malade : elle est toujours tempérée par un agréable
zéphyr. Pendant l'hiver, le vent du nord n'atteint presque
jamais le degré de froid qu'on pourrait supposer et redouter,
cela pour une double raison. En premier lieu, sa vitesse est
amoindrie par les dunes et les forêts qui bordent la rive
septentrionale du bassin. D'autre part, avant d'arriver sur la
ville, le vent a dû traverser notre baie, dans toute sa largueur
et s'échauffer au contact de l'eau. Quoi qu'il en soit, ce vent
est froid. Mais sa température est encore moins basse dans la
ville d'hiver, qui en est abritée par le relief des dunes. Aussi
les différences de température entre la ville basse et la ville
d'hiver, différences qui peuvent aller jusqu'à deux degrés
s'observent-elles surtout lorsque le vent souffle du nord. En
revanche, l'équilibre de température s'établit par les temps
d'un calme si parfait que pas une ride ne vient troubler la
surface de l'eau.

Les *vents dominants* sont les vents d'*Ouest* (oscillant du
N.-O. O. au S.-O.). Ils doivent fixer un moment notre attention.
Soufflant plus particulièrement en hiver et en automne, parfois avec une certaine force, et sous forme de tempêtes aux
époques équinoxiales, ils ont des qualités propres qui dépen-
dent des surfaces balayées avant d'arriver au contact de nos
côtes. Si les vents du nord, de l'est, sont généralement froids,
si les vents du sud sont doux et chauds, ceux de l'ouest sont
tièdes et humides, tièdes parce qu'ils se sont réchauffés en
passant sur le vaste foyer du Gulf-Stream; humides parce
qu'ils emportent avec eux dans leur course les vapeurs éma-
nées de l'Océan.

Par ce double caractère de *tiédeur* et d'*humidité* ces vents
d'ouest sont un des bienfaits de notre station.

Personne n'ignore que les vents ont pour action manifeste de rafraîchir la température. Le courant d'air, résultat forcé de leur marche, produit ce froid qui, souvent à peine indiqué par les instruments enregistreurs, est vivement ressenti des êtres vivants. « Tout le monde sait qu'à degré égal du thermomètre, la sensation physiologique de température varie beaucoup, suivant que l'atmosphère est calme ou qu'il y a du vent. Sous son influence, la sensation de chaleur est amoindrie et la sensation du froid exagérée. Les voyageurs au pôle nord ont tous signalé cette influence aggravatrice du vent ; l'agitation de l'air est la circonstance qui rend le froid le plus incommode. Sous une température de — 30° C., température à laquelle le vinaigre se prend en une gelée rose acidule, et le rhum coule comme du miel, le froid n'est pas trop douloureux s'il fait calme, mais la brise s'élève-t-elle, on souffre horriblement et les congélations locales (*frost bites* des Anglais) sont inévitables (Fonssagrives).

Les vents d'ouest n'amènent guère cet abaissement de température, cette sensation de froid, car ils arrivent aux continents après s'être réchauffés, attiédis à la surface de la mer. De telle sorte que les dangers du vent (affections catarrhales, rhumatismes) sont moins à redouter ici que dans bien d'autres contrées. Un courant d'air froid dirigé sur une partie de notre corps détermine des modifications brusques dans le mode de répartition du calorique à la surface du corps : il en peut résulter soit du rhumatisme, soit des névralgies, soit de l'inflammation de certaines muqueuses (muqueuse bronchique en particulier), ou de quelques parenchymes (le poumon, les plèvres : pneumonies, pleurésies *à frigore*). Un courant d'air tiède, tel que celui déterminé par les vents d'ouest, n'aura pas ces graves dangers.

Les vents dominants de notre station tirent, de plus, certains avantages de leur degré hygrométrique. Leur action sur les surfaces respiratoires diffère de celle que subissent les stations voisines des montagnes. De ces montagnes couvertes de neiges en hiver descend un vent froid qui, dans la plaine, se réchauffe, en perdant de la vapeur d'eau. Si bien qu'après un court trajet dans la vallée, ce vent est avide de vapeur d'eau, et la soustrait aux plantes, aux êtres vivants qu'il rencontre. Cette action desséchante s'exerce non seulement sur le sol, les plantes, mais encore sur la peau et la muqueuse respiratoire de l'homme et des animaux. La sécheresse des vents augmente la fréquence respiratoire et la fréquence du pouls : tous phénomènes physiologiques redoutables chez les phthisiques. Le *sirocco* qui souffle dans certaines contrées de la Méditerranée produit à leur maximum d'intensité ces désordres cardio-pulmonaires. Les vents d'ouest, grâce à leur humidité, ont une action tout opposée : ils diminuent aussi bien la fréquence respiratoire que la fréquence cardiaque.

Mais ces vents de la mer ne sont-ce pas ceux qui soufflent avec le plus d'impétuosité? Nul doute ; « mais si parfois les violentes tempêtes qui règnent sur l'Océan se font sentir jusque dans la forêt, elle ne participe guère que pour peu de temps et à un moindre degré aux désavantages qu'on rencontre ailleurs » (D' Mess). En effet, lorsque la tempête se déchaîne elle n'a dans la ville d'hiver que des effets lointains. Une forte brise qui agite les flots du bassin est à peine sensible en forêt. Il s'établit un contraste absolu entre les deux villes. Que l'on quitte la ville d'été où le vent souffle avec force pour entrer en forêt, on trouve immédiatement un calme presque absolu de l'air, qui étonne. Ce contraste s'établit presque brusquement, dès qu'on quitte le sommet de la dune, le plateau de Peymaoü, pour descendre sur le versant méridional. On peut alors faire cette constatation que je faisais dernièrement encore (3 février 1886) : tous les arbres au sommet de la dune sont fortement secoués par le vent, tandis que les arbrisseaux abrités sur son flanc sud n'ont même pas leurs feuilles agitées ! Cette heureuse atténuation des vents, résulte de l'épais rideau d'arbres élevés, rameux, et des hautes collines de sable derrière lesquelles s'abritent les villas : arbres et collines qui arrêtent les vents dans leur course. Nos tempêtes, si violentes qu'elles soient, sont encore bien loin du mistral!

En outre des points particuliers relatifs à la température et à l'humidité des vents prédominants, nous devons tenir compte d'un autre côté intéressant de la question : je veux parler de l'influence de ces vents sur la pureté de l'atmosphère. Car ils jouent un rôle purificateur, mis en lumière d'une façon incontestable par les recherches de différents auteurs. Là encore nous devons invoquer l'autorité du docteur P. Miquel. Par des travaux récents (1883) il a pu établir que l'air de la mer est presque indemne de spores cryptogamiques, de moisissures, lichens, algues, etc., etc., que leur nombre augmente en s'approchant des côtes, et qu'il est bien plus considérable si le vent vient de la terre. Aussi l'atmosphère est-elle plus pure, même à Paris, quand règnent les vents d'ouest. « Un rôle épurateur considérable appartient donc aux océans et aux vents qui les traversent : la mer engloutit sans retour les microbes de l'air et restitue aux continents, dans le plus grand état de pureté, l'atmosphère qui a voyage quelque temps à sa surface[1]. »

---

1. Dr Dubourcau. *L'air des montagnes et l'air de la mer, de leur pureté en microbes et de leur teneur en produits gazeux divers*, in Revue médicale et scientifique d'hydrologie et de climatologie pyrénéennes, 1884.

Ainsi donc les vents d'ouest qui, lorsqu'ils soufflent avec violence, ont l'inconvénient d'empêcher pour un ou deux jours la promenade des malades, rachètent cet inconvénient, d'une façon précieuse, par leur rôle épurateur de l'atmosphère. Et tandis que dans bien des contrées les vents régnants disséminent les semences morbides qu'ils emportent loin des foyers de production, et constituent ainsi des véhicules épidémiques, chez nous, ces vents se comportent d'une façon toute différente, nous apportant l'air pur de la haute mer, et nous préservant de l'arrivée des courants chargés de poussières morbigènes.

CHAPITRE IV

L'ALTITUDE — LA PRESSION BAROMÉTRIQUE

L'altitude d'une ville, c'est-à-dire son élévation au-dessus du niveau de la mer, est importante à connaître, car elle est un des facteurs de la modalité climatologique de cette ville, et tient sous sa dépendance, par les variations qu'elle détermine dans la pression barométrique, des phénomènes d'ordre physiologique très dignes d'intérêt.

L'altitude exerce d'abord son influence sur la température. Pour deux villes très voisines, d'égale latitude, mais d'altitude différente, la température ne sera pas la même en raison de ces inégalités dans leur élévation au-dessus de la mer. En effet, à mesure qu'on s'élève, le thermomètre baisse, si bien qu'une ascension équivaut à un changement de latitude vers le nord. La ville la plus haute sera la plus froide. Ces variations thermiques sont soumises à une loi fixe, établie par Flammarion, qui dit : la température décroît d'un degré centigrade par 180 mètres d'altitude. Cet abaissement de la température dans les hautes régions de la terre est bien connu des habitants des plaines chaudes, qui l'été se retirent dans la montagne, afin d'y jouir d'un milieu ambiant plus froid.

Au bord de la mer, *et à son niveau,* la température d'une localité atteint son maximum *possible* pour la région, sauf accidents topographiques particuliers.

Arcachon jouit de cet avantage en raison de sa situation au niveau de la mer. Son altitude est inférieure à celle de Bordeaux; ce qui peut encore nous expliquer les différences de température relevées dans les deux villes. De la station de Marcheprime au Bassin, il s'établit une cote décroissante, mesurée ainsi :

Station de Marcheprime. . . $61^m,65$ au-dessus de la mer.
   —   de Lamothe. . . . . $25^m,91$ —
   —   de Gujan. . . . . . . $4^m,41$ —
   —   d'Arcachon. . . . . . $2^m,95$ —

Le vallon de *la Leyre*, qui s'ouvre à l'angle S.-E. du bassin d'Arcachon, montre bien dans une autre direction cet abaissement progressif de toute la contrée vers notre baie. Ce vallon, allongé au N.-N.-O. et d'une faible largeur, présente les altitudes suivantes :

A la source (à Luglon). . . .   . 95^m
A la jonction des Leyres. . . . . 55^m
Près de l'embouchure (à Belin).. . . . 12^m

Quant à la ville d'hiver, son élévation est un peu supérieure à celle de la ville d'été. Son altitude moyenne, prise derrière le Casino, mesure environ 20 mètres. Mais cette différence dans l'altitude des deux portions de la ville est parfaitement négligeable. En effet, au point de vue climatologique et physiologique on peut considérer comme villes au niveau de la mer toutes celles dont l'altitude oscille de 1 à 50 mètres. Les lois qui découlent de l'altitude seront d'autant plus exactes que cette altitude se rapprochera davantage d'une unité déterminée. C'est ainsi que pour Arcachon, ville basse à $2^m,95$ et ville d'hiver à 20 mètres, la calorification et la pression atmosphérique, conséquences de l'altitude, seront beaucoup plus sensibles, beaucoup plus positives que dans tout autre site de la région qui serait à 40 ou 50 mètres au-dessus du niveau de l'Océan.

L'altitude agit plus particulièrement par les modifications qu'elle détermine dans la colonne barométrique, en d'autres termes, dans la pression atmosphérique. Cette pression faible dans les hauts plateaux où le mélange gazeux qui constitue l'air est à sa tension minima, se trouve au contraire très élevée dans les régions basses, entraînant ainsi la tension maxima de l'air.

A Arcachon, la colonne de mercure marque en moyenne $76^{mm},5$.

La pression barométrique tient sous sa dépendance un certain nombre de phénomènes physiologiques de la plus haute importance. Nous allons examiner ceux qui se produisent au bord de la mer, c'est-à-dire dans les régions de haute pression et qu'il nous est donné d'observer chez nos malades. Ces effets se manifestent avec une évidence remarquable : 1° sur la respiration, 2° sur la circulation.

Respiration. — Pendant une inspiration il entre dans le poumon un demi-litre d'air dont l'oxygène vient revivifier le sang. « Au bord de la mer et à la pression normale, un demi-litre d'air pèse 65 centigrammes et contient 16 centigrammes d'oxygène, à une altitude plus considérable le volume d'air inspiré est toujours le même, mais son poids et celui de l'oxygène qu'il contient sont sensiblement réduits. La quantité d'oxygène introduite dans les poumons étant moins considérable, l'oxygénation et la calorification du sang sont, par suite, moindres qu'au niveau de la mer. C'est donc au bord de la mer que tous ceux dont le cœur ou le poumon fonctionnent mal trouveront les conditions les plus favorables au maintien de leur santé[1]. »

La pression barométrique au bord de la mer n'agit pas seulement en faisant arriver dans les poumons la plus grande quantité d'oxygène possible, sous le plus petit volume d'air inspirable. Elle joue un rôle prépondérant dans les échanges gazeux qui se font entre l'air imprégné d'oxygène et les globules sanguins surchargés d'acide carbonique. On sait que lorsque les globules sanguins rencontrent l'oxygène, ils s'en emparent et se débarrassent de leur acide carbonique, résultat des combustions intimes de la vie intra-cellulaire; « or il en est de cette combinaison comme de toutes celles que la chimie nous permet d'observer, elles se font toutes sous une certaine pression, variable pour chacune, comme si l'union des deux corps qui vont se combiner avait besoin qu'une certaine compression les poussât en quelque sorte l'un sur l'autre. La combinaison entre l'oxygène et l'hémoglobine, substance fondamentale du globule sanguin, a besoin de la pression atmosphérique. Lorsque cette force diminue et que la *tension* de l'air atmosphérique diminue, elle devient insuffisante à provoquer la combinaison de l'oxygène avec le globule, de telle façon que, quand même le poumon respirant plus souvent recevrait de l'air plus souvent, quand même la poitrine agrandie recevrait davantage d'air, le sang ne recevrait jamais que de l'air à la même tension, impropre à provoquer la combinaison désirée. La diminution de tension, voilà l'élément important[2]. » Cette importance de la tension dans la combinaison de l'oxygène de l'air avec l'hémoglobine du sang a été démontrée magistralement par les belles expériences

1. Ludovic Martinet. *Banyuls-sur-Mer*, chez Masson.
2. A. Bordier. *La Géographie médicale*. 1884.

de Paul Bert; expériences prouvant bien que l'hémoglobine se combinait d'autant moins avec l'oxygène que la pression était moins forte.

Quelles conséquences pouvons-nous tirer de ce qui précède, au point de vue du séjour des malades dans notre station? Grâce à la pression barométrique qui est ici à son maximum, les malades, sans que leur respiration s'exagère d'amplitude ou de fréquence, introduiront dans leurs voies respiratoires la plus grande proportion possible d'oxygène. Si bien que ceux dont la respiration est accélérée, gênée, laborieuse, dyspnéique, en conséquence d'un état pathologique, ne tarderont pas à voir se calmer cet éréthisme pulmonaire, auquel succédera en peu de jours le calme respiratoire subordonné à l'accomplissement aussi facile, aussi complet que possible des fonctions hématosiques.

Circulation. — La circulation est de même influencée par la pression barométrique dont les effets sur le cœur sont aisément saisissables. Les pulsations sont d'autant plus rapides que l'altitude est plus grande. Ainsi Parrot a constaté sur lui-même :

Au bord de la mer.	70 pulsations.
A 1000 mètres.	75 —
1500 —	82 —
2000 —	90 —
2500 —	95 —
3000 —	100 —
3500 —	105 —
4000 —	110 —

Lortet a compté également pendant une ascension :

A Chamonix (1000ᵐ).	64 pulsations
Aux Grands-Mulets (3050ᵐ). . .	116 —
— — (4356ᵐ). . .	136 —
Sommet du mont Blanc (4810ᵐ).	172 —

Ainsi donc, au bord de la mer, à Arcachon, le rythme cardiaque doit atteindre son minimum d'accélération. La constatation de ce fait est facile. Elle démontre que le ralentissement de la circulation est constant dans les altitudes inférieures, et qu'ainsi l'un des éléments importants de la fièvre se trouve atténué. De plus ce ralentissement circulatoire diminue les combustions organiques et permet non seulement la réparation de l'organisme, mais encore l'épargne.

Ce ralentissement corrige d'une façon heureuse et sûre les conséquences possibles de l'augmentation des fonctions de l'hématose : je veux parler des crachements de sang. Il n'est pas rare de voir cracher du sang par les malades auxquels on fait respirer, à l'aide de procédés artificiels, une certaine quantité d'oxygène. On aurait pu craindre *à priori* qu'il n'en fût ainsi à Arcachon, où les malades se trouvent du jour au lendemain en présence d'une plus grande quantité d'oxygène à respirer. Mais que cette augmentation de l'oxygène respirable coïncide avec un ralentissement dans la marche du torrent circulatoire et ces dangers disparaîtront : le sang s'hématosant peu à peu, lentement, l'oxygène lui étant réparti d'une façon égale et progressive. Ce ralentissement de la circulation rend suffisamment compte de la rareté des hémoptysies chez les tuberculeux qui fréquentent notre forêt. J'entends, bien entendu, ne parler que des hémoptysies d'origine congestive; quant à celles déterminées par l'ulcération d'un vaisseau sanguin artériel ou veineux, il est bien certain que nul climat, nulle condition de milieu, ne saurait directement les influencer ou les prévenir.

Ce n'est pas seulement par son action sur les battements du cœur que l'altitude peut diminuer les chances de congestions hémorrhagiques. Mais la forte pression que supporte le corps au niveau de la mer, forte pression qui agit aussi sur les vaisseaux pulmonaires pendant l'inspiration, est un empêchement aux hémorrhagies. On connaît aujourd'hui bien exactement les troubles qui surviennent chez les animaux soumis à la décompression brusque ou progressive du milieu ambiant. Chez l'homme, la décompression peut se produire dans des ascensions à de hautes altitudes : telles certaines ascensions en ballon pendant lesquelles les aéronautes sont soumis à la décompression du milieu ambiant, décompression lentement progressive ou très rapide selon la vitesse du mouvement ascensionnel. La conséquence la plus apparente, la plus grave, comme aussi la plus commune, est l'hémorrhagie pulmonaire. De plus, nous l'avons vu, dans les hauts sommets, l'oxygène est rare. Dans la célèbre et terrible ascension du *Zénith*, Sivel et Crocé-Spinelli trouvèrent la mort, non seulement à cause des troubles circulatoires mécaniques, conséquences de la diminution de la colonne barométrique, mais aussi parce que, plus ils s'élevaient, moins chaque litre d'air renfermait d'oxygène.

Ainsi donc il y a intérêt, pour les malades atteints d'affections pulmonaires à formes congestives (la phthisie des rhumatisants, par exemple), à se placer dans les conditions d'une pression barométrique élevée.

Nous reviendrons sur ces divers points lorsque nous examinerons quels malades et quelles maladies peuvent bénéficier d'un séjour dans la ville d'hiver.

APPENDICE

LA NEIGE

C'est seulement pour mémoire que je signale la *neige*, phénomène météorique exceptionnel dans notre contrée. Cette rareté, bien facile à comprendre, résulte de l'uniformité, de la constance et de la température et des émanations tièdes de l'Océan.

A peine tous les quatre ans, en moyenne, tombe-t-il de la neige à Arcachon. Encore ne séjourne-t-elle que peu de temps sur le sol. Deux exemples fixeront mieux les idées. Au mois de mars 1882, pendant que la neige ensevelissait toute la région du Sud-Ouest, Arcachon était particulièrement favorisé. Le 7, dès les premières heures du jour, chute de quelques flocons neigeux, mais en si petite abondance, qu'il n'en restait pas trace bien avant l'heure du lever. Le jeudi 8, la chute est un peu plus accentuée, mais avant midi tout avait disparu sur les routes; seuls les toits des maisons et les arbres ont été couverts quelques heures. Le 12, un léger grésil a blanchi les routes, mais n'a séjourné ni sur les toits, ni sur les arbres, et avait disparu de partout avant midi.

Cette année même (1886), tandis que, les 18 et 19 janvier, une tourmente de neige s'abattait sur Pau, Dax, toute la région des Pyrénées et du Sud-Ouest, Arcachon restait entièrement épargné.

L'absence de neige est un privilège réel, qui compense

largement les quelques tourmentes que nous pouvons subir aux équinoxes. La neige est en effet une grande cause de refroidissement pour l'atmosphère, et dans les villes à climats chauds ou tempérés dans lesquelles elle survient, elle entraîne de grands abaissements de température, d'autant plus à redouter, qu'ils se produisent presque subitement.

TROISIÈME PARTIE
TOPOGRAPHIE SPÉCIALE

CHAPITRE PREMIER
LA VILLE D'ÉTÉ

I. **Le bassin d'Arcachon** : un mot de géographie. — II. **L'air marin** :
ses effets thérapeutiques. — III. **Les bains de mer.**

I

Le bassin d'Arcachon.

Je serai bref en ce qui concerne la ville d'été ou ville
balnéaire. C'est la plus connue, la plus ancienne, celle qui a
le plus fourni aux écrivains médicaux.

Nous avons vu dans le courant de ce livre combien toute
notre contrée avait été méconnue et maltraitée. Nos étangs,
« honnis seulement par l'homme inférieur qui hait la dune,
le vent de la mer, la voix des pins, les bouts du monde et la
solitude[1] », ne sont point les infects marécages que l'on
disait. Eh bien ! le bassin d'Arcachon, cette vaste et magnifique baie qui forme comme l'antichambre du golfe de Gas-

---

1. Onésime Reclus, *France et Colonies*, p. 140.

cogne, n'a pas trouvé grâce devant l'erreur et le préjugé! Et ceux-là même qui auraient dû redresser l'erreur se sont plu à la propager. En effet, écoutons les géographes de la première moitié du siècle.

Bouillet, dans son gigantesque *Dictionnaire universel*, écrit au mot Bassin d'Arcachon : « *Lagune* située sur la côte du département de la Gironde, reçoit la Leyre. Une compagnie, formée en 1837, *en a entrepris le dessèchement* ». Cette courageuse compagnie a dû perdre son temps... et son argent, à en juger par la quantité d'eau qui baigne encore nos rives. Elle n'a d'ailleurs jamais existé que dans l'imagination (un peu trop fantaisiste) de ce géographe.

Bescherelle n'est guère mieux inspiré ou informé! Pour lui, notre bassin n'est qu'une *modeste anse de mer, située dans la Charente-Inférieure !*

Enfin Malte-Brun fils, dans la *France Illustrée*, erre tout comme les auteurs précédents, lorsqu'il écrit : « Entre les dunes et la mer, sont *trois étangs* immenses servant comme de réservoir commun à toutes les eaux des Landes qui s'y réunissent. Ce sont ceux de Carcans, de la Canau et d'*Arcachon*; ce dernier verse dans l'Océan *le trop-plein de ses eaux.*»

Le bassin est à proprement parler une vaste baie, qui ne mesure pas moins de 80 kilomètres de tour. Sa forme est triangulaire. A la haute mer, il couvre 15 000 hectares. « Si l'Océan n'était méchant et traître devant cette petite mer, qui se verse dans la grande à l'heure du reflux par un fleuve de plus de 15 000 mètres cubes par seconde et si la barre, assez profonde, était moins changeante, on y créerait un port de refuge de première grandeur » (O. Reclus). Sommes-nous assez loin de la *lagune* de Bouillet, de la *modeste anse* de Bescherelle, et de l'*étang* de Malte-Brun?

La masse d'eau contenue dans le bassin varie selon les marées. Pour les plus petites marées de morte-eau, elle est approximativement évaluée à 140 millions de mètres cubes, et pour les marées moyennes de vive-eau à 320 millions. Si bien que pendant les heures de la marée, c'est-à-dire pendant six heures, il entre ou sort du bassin :

> 25 millions de mètres cubes (marées de morte-eau).
> 53 millions   —   (marées de vive-eau)[1].

Le flux et le reflux, vastes et amples mouvements respiratoires du bassin, font passer sur nos rives dans un sens pendant six heures, dans un autre pendant six autres heures, une masse liquide sans cesse renouvelée, sans cesse courante. Telle est l'origine des *courants*, rapides et dangereux dans les endroits profonds ou *chenaux*. Sur la plage, le mouvement de cette grande masse liquide est bien modéré et devient salutaire.

La plage d'Arcachon est plate, uniformément inclinée en pente douce, sans galets, uniquement faite d'un sable moelleux et fin. Le sable est assez solidement tassé pour offrir au pied un plan résistant et ferme, sans places mouvantes. L'inclinaison n'est ni assez rapide pour compromettre la station debout, ni trop faible pour exiger d'aller au loin chercher la quantité d'eau nécessaire à l'immersion verticale de tout le corps. Nous n'avons pas de vagues, les eaux sont d'une grande tranquillité.

Ces eaux présentent quelques particularités dont nous devons nous occuper, et qui caractérisent, spécialisent les bains pris sur notre plage. Ces particularités ont trait : 1° à la

---

1. Ces détails sont tirés de l'intéressant travail de A. Lafont : *Notes sur le pays de Buch.*

température ; 2° à l'absence de mélange d'eau douce; 3° au mouvement ; 4° à la constitution chimique ; 5° aux varechs.

1° *Température*. La température de l'eau de mer n'est pas constante, mais elle est plus élevée que celle de l'eau ordinaire. En hiver, l'eau de mer est plus chaude que l'air, plus fraîche en été, et sa température annuelle supérieure à celle de l'air ambiant.

Pendant la saison balnéaire la température de l'eau de mer est :

A Cette,	moyenne :	22°	maxima :	28° (et au delà.)
A Arcachon,	id.,	20°,7	id.,	25°
A Dieppe,	id.,	18°	id.,	20°

Que la mer monte doucement sur une plage de sable, fortement chauffée par les ardeurs du soleil, et sa température augmentera de quelques degrés. Dans ces conditions-là le thermomètre accuse à Cette jusqu'à 28° (Veil), si bien que les malades se plaignent souvent, au mois d'août, de cette température élevée. A Arcachon, le sable échauffé accroît la température de 3° à 5° au moment du flux (Hameau).

La température moyenne de 20°,7, élevée de quelques degrés au moment du flux, fait de l'eau du Bassin une eau presque tiède, mais pas chaude, dont la thermalité permet la prolongation du bain qui devient alors un véritable bain minéral. D'autres causes produisent des effets inverses, abaissant la température de l'eau. Les vents surtout ont une influence manifeste sur cet abaissement. Le degré de chaleur de l'eau varie, en une seule nuit, de 2°,5 à Dieppe, quand les vents soufflent du nord-ouest et sont pluvieux. A Cette, avec les vents du nord, la Méditerranée se refroidit de

6 à 10 degrés. Dans notre baie, si bien protégée des vents violents, nous n'avons pas ces brusques et sensibles variations. C'est là un fait d'une grande importance.

2° *Absence de mélange d'eau douce.* Le voisinage de l'embouchure d'une ou plusieurs rivières importantes fait perdre à l'eau de mer beaucoup de ses propriétés chimiques et physiologiques. Son degré de salure est moindre. A Arcachon, rien de semblable n'est à craindre. Une seule rivière, bien modeste, dont le débit est encore diminué l'été, se jette dans le bassin : la Leyre. Ajoutons de plus que ce courant d'eau douce tombe dans la baie à une grande distance de notre plage, à Lamothe, lieu éloigné de nous de 16 kilomètres.

Donc pas de mélange d'eau douce.

Si nous voulions donner une preuve de l'altération profonde que le mélange d'une grande quantité d'eau douce fait subir à l'eau de mer, nous pourrions citer ce qui se passe sur nos parcs à huîtres à certaines époques de l'année. Lorsque les pluies du printemps et de l'automne sont abondantes, répétées, qu'elles coïncident avec les heures de la basse mer, l'eau de mer, retenue dans les *claires*[1], devient presque douce, et les huîtres qui s'y trouvent en réserve maigrissent, tuées par le *doucin,* selon la pittoresque expression des parqueurs.

Un bain pris à l'embouchure d'un fleuve n'équivaut pas, au point de vue de la constitution chimique de l'eau, à celui pris au delà du mélange des deux eaux.

---

1. *Les claires* sont des réservoirs, creusés directement sur le sol du parc, et mesurant $0^m,20$ à $0^m,35$ en moyenne de profondeur. On y retient l'eau de mer pour que, pendant la durée de la basse mer, les huîtres soient protégées contre le froid en hiver, et la chaleur en été.

3° *Mouvement*. La mer est sans cesse en mouvement. La houle, la lame, la vague sont les conséquences de ce mouvement, et produisent sur le corps un véritable massage. La vague qui frappe le baigneur est une véritable douche. « Grâce à elle, suivant l'expression du professeur Fonssagrives, les enfants font de l'hydrothérapie sans le savoir, comme M. Jourdain faisait de la prose[1]. »

Sur la plage d'Arcachon, pas de vague. On a souvent fait à notre station un grief de la tranquillité de ses eaux. Mais la tranquillité des eaux n'exclut pas le mouvement de la mer. Ce mouvement ne s'y manifeste pas sous forme de vagues, mais sous forme d'un *courant continu*, si bien que le corps plongé dans l'eau n'est pas baigné un seul instant par la même nappe liquide. Ici nous n'avons plus le choc, la percussion de la vague ; mais le courant exerce une pression, une percussion imperceptibles et continues déterminant un massage véritable et précieux. La vague a ses indications, l'eau courante sans vagues a les siennes.

1° *Compositions chimiques*. Il est de connaissance vulgaire que le chlorure de sodium (sel marin) est le principe fondamental et dominant de l'eau de mer, mais on y rencontre d'autres chlorures, des sulfates, si bien que l'eau de mer est l'eau minérale par excellence.

De même que la température et la densité de l'eau varient suivant les mers, de même sa constitution chimique n'est pas partout identique à elle-même. En voici la preuve dans les chiffres suivants, qui indiquent le total des matières fixes contenues dans un litre d'eau de mer.

1. D\' Cazin, *De l'influence des bains de mer sur la scrofule des enfants.* Paris, 1885.

MATIÈRES DISSOUTES	ARCACHON	MANCHE	MÉDITERRANÉE
Chlorure de sodium. . . .	27.965	25.704	29.524
— de potassium . .	»	»	0.405
— de magnésie. . .	3.785	2.905	3.219
— de calcium. . . .	0.325	»	6.080
Sulfate de magnésie. . . .	5.775	2.462	2.477
— de chaux.	0.223	1.210	1.557
— de soude.	0.485	0.094	»
Carbonate de chaux. . . .	0.315	0.152	0.144
— de magnésie. . .			
Matière organique animalisée.	0.052	»	»
Iodure et bromure	traces	0.133	0.356
Vase.	»	0.017	»
Total.	38.727	32.657	43.735

Ainsi, des mers qui baignent la France, la baie d'Arcachon est, après la Méditerranée, celle qui contient le plus de principes salins. Les conditions topographiques si spéciales de la Méditerranée doivent la faire placer dans une classe à part.

Il n'est pas inutile d'entrer dans quelques détails à ce sujet. Si la composition de l'eau de mer n'est point partout la même, les effets physiologiques, résultats du bain, ne seront point identiques sur les diverses plages. Et, si la température est de quelque importance dans le choix d'une plage, la constitution chimique de l'eau n'a pas une importance moindre. Nous aurons à revenir sur ces divers points.

Examinons le degré de salure de l'eau de mer, prise en divers points du golfe de Gascogne : Arcachon, Cordouan, Royan. Le tableau suivant montre que c'est notre plage qui vient en tête.

Voici, d'après Fauré, l'analyse de ces eaux qui contiennent par litre :

MATIÈRES DISSOUTES	ARCACHON EN MER — Parfaitement limpide.	CORDOUAN — Très claire.	ROYAN CONCHE DE FONCILLON — Un peu opaline.
Chlorure de sodium . . .	27.965	27.265	25.650
— de magnésium. .	3.785	0.630	0.502
— de calcium. . . .	0.325	2.892	2.365
Sulfate de magnésie. . . .	5.575	4.210	3.135
— de chaux.	0.225	0.225	0.185
— de soude.	0.485	0.315	0.295
Carbonate de chaux. . . .) — de magnésie . . \	0.315	0.325	0.364
Matière organique anima- lisée.	0.052	0.043	0.054
Iodure-Bromure.	»	»	»
Total.	38.727	35.985	32.550

Des procédés perfectionnés ont permis de trouver dans l'eau de mer d'autres principes ; tels le brome et l'iode, qui ont été rendus plus évidents par l'analyse spectrale, et dont la présence explique certains effets physiologiques. Ces deux corps contribuent pour une large part à donner à l'eau de mer son action légèrement altérante et fondante. L'iode est bien le plus actif, le plus puissant, le plus sûr des médicaments dirigés contre la scrofule. L'industrie extrait l'iode des eaux mères des varechs. D'une façon permanente notre plage est couverte de varechs.

Cet amoncellement d'herbe peut, j'en conviens, n'être pas un spectacle des plus attrayants ni une source d'odeurs agréables, mais c'est la santé ! La mer ne se contente pas de nous apporter son eau surchargée de sel, elle nous apporte aussi de l'iode en excès. Soyons donc pratiques. Ce que nous repoussons ici, on va le chercher ailleurs! L'île d'Héligoland, près de Hambourg, est extrêmement courue pour ses bains de mer. Elle est formée par un grand rocher rouge, taillé à pic, aride, ayant dans une de ses anfractuosités une petite plage dont il est facile de faire le tour en quinze minutes. Eh bien, cette plage est recherchée des malades à cause d'une riche végétation de plantes marines qui donnent à l'eau et à l'air un degré d'iodisme élevé.

II

L'air marin.

Lorsque les malades arrivent dans notre station estivale, ils subissent immédiatement l'influence de l'air marin. L'atmosphère maritime a une action tonique bien connue, sur laquelle il serait superflu d'insister. Cette action est le résultat de circonstances variées sur lesquelles nous avons eu l'occasion de nous expliquer : ce sont la pression atmosphérique, la pureté et l'humidité de l'air résultant des brises de mer, la présence de la plus grande proportion pondérable d'oxygène sous le plus petit volume possible; l'excès d'ozone et le chlorure de sodium, suspendu dans l'air en particules ténues. Ce sel, d'une action puissante, s'absorbe si bien par les voies respiratoires, qu'on le retrouve dans les urines. (Lefort.)

La vie, dans cette atmosphère pure, constitue un véritable bain d'air, dont les effets sont encore augmentés par le soleil. Cet air suffit pour que les enfants arrivés pâles, décolorés, sans appétit, sans sommeil, soient bien vite et avantageusement transformés, que leur peau se bronze et que la circulation s'y active.

L'action bienfaisante de l'atmosphère marine est, entre autres preuves, amplement démontrée par la rareté de la scrofule dans les populations du littoral. De tous les départements de la France, les quatre dans lesquels la scrofule est à son chiffre minimum sont : la *Gironde*, les Pyrénées-Orientales, la Corse, le Pas-de-Calais.

Deux particularités sont propres à l'air de notre plage. D'abord sa tranquillité, qui le rend moins agressif et qui le fait tolérer des natures délicates, nerveuses, excitables, incapables de s'exposer à la haute mer sans mécomptes. Aussi voyons-nous des enfants débiles, des femmes névrosiques, supporter notre air, en bénéficier, y trouver soulagement et guérison. L'autre particularité relève du voisinage de la forêt des Pins.

Écoutons à ce sujet ce qu'a écrit notre maître, le professeur Oré[1] : « Si l'on ajoute à tous ces avantages ceux qui proviennent de la présence dans certaines localités d'immenses forêts de sapins, on comprendra facilement que le séjour au bord de la mer puisse exercer une influence salutaire. C'est ainsi que nous voyons souvent à Arcachon, où ces conditions se trouvent réunies, des individus faibles, pâles, lymphatiques, étiolés par l'air stagnant et altéré des cités, éprouver rapidement une amélioration notable dans leur santé, bien qu'ils ne fassent pas usage des bains. L'air de la mer, vif, pur, stimulant, leur donne une énergie, une vitalité nouvelles. Le teint s'anime, la peau brunit, les yeux brillent, la digestion est plus facile, le pouls plus développé. »

« Même modification pour les enfants scrofuleux et rachitiques, dont le teint perd son aspect blafard et bouffi, dont la

---

1. Oré, *Bains de mer*. In Dict. de médecine et chirurgie pratiques, t. IV.

peau prend un ton plus normal, dont le système musculaire acquiert plus de fermeté, et qui perdent l'apathie ou l'ardeur passagère et maladive qui les caractérise parfois. »

Le docteur Pouget, médecin des bains de Royan, a écrit « que rien ne lui paraissait plus propre à combattre la tendance lymphatique et tuberculeuse que l'atmosphère résineuse mêlée à l'eau de la mer. » Arcachon et sa forêt complètent, pour lui, la gamme des médicaments anti-lymphatiques puisés au sein même de la nature.

III

Bains de mer.

Je n'ai pas à m'occuper ici des effets des bains de mer sur le lymphatisme, la scrofule, etc.... Le lecteur que ces questions à l'ordre du jour et si palpitantes d'intérêt pourraient tenter, trouvera les renseignements les plus complets dans le remarquable travail du docteur Cazin, travail auquel nous faisions allusion il n'y a qu'un instant.

Quelles sont les particularités propres aux bains de mer pris à Arcachon? Telle est la question que nous devons résoudre.

Et d'abord les *bains froids*. Ils constituent une classe à part dans le traitement marin, grâce au degré de salure des eaux et à leur température. Et si l'eau de mer est une véritable eau minérale, « c'est surtout vrai pour le bassin ». (Oré.) La forte minéralisation des eaux permet l'introduction d'une quantité plus grande de sels dans l'économie, quelle que soit d'ailleurs la voie d'introduction. L'un des modes d'action les plus importants du bain de mer est l'action chimique, grâce à laquelle l'organisme s'imprègne de sels, si utiles pour produire dans les fonctions organiques des changements profonds et durables. En outre, la température assez élevée de l'eau permet la prolongation du bain et rend bien plus active l'action chimique. Cette double spécialisation n'avait point échappé aux auteurs du Dictionnaire des Eaux minérales : « A Arcachon, la mer tiède et à peine agitée constitue un bain médicamenteux qu'il est presque toujours possible de prolonger, et qui n'entraîne pas de mouvements violents de l'organisme dont la solution exige une réaction complète. En outre, la situation du rivage à l'abri d'élévations couronnées de plantations résineuses ; assure à l'atmosphère une tranquillité et une égalité inconnues dans la plupart des autres stations, outre les qualités spéciales qu'y peuvent ajouter les émanations balsamiques dont elle est imprégnée. » En outre, M. Durand-Fardel écrit au même sujet : « Certaines plages dans la Méditerranée et dans l'Océan, abritées contre les mouvements violents de la mer, et échauffées par le soleil, permettent des bains prolongés, où l'on cherche peu la réaction, mais bien une action minéralisante. Arcachon présente le type de ces sortes de bains[1]. »

On peut se baigner, sur notre plage, des premiers jours de juin au 15 octobre, grâce au soleil lumineux qui nous éclaire et à notre ciel bleu.

« On a souvent agité la question de savoir sur quel point de la côte d'Arcachon il vaut mieux se fixer, et si les bains sont également bons depuis la pointe de l'Aiguillon jusqu'à Moulleau. Voici la réponse que fait à cette question M. le docteur Lalesque aîné, de la Teste : « Ma tâche étant purement

---

1. Durand-Fardel, *Traité de Thérapeutique des eaux minérales.*

« médicale, je n'ai point à m'occuper de la convenance et du
« confortable des maisons ; mais je dois affirmer que tous les
« points de la plage d'Arcachon sont aussi bons, aussi salu-
« taires, aussi sains les uns que les autres, et que les bains n'ont
« rien de supérieur ou d'inférieur quels que soient les points
« sur lesquels on les prenne, ici plutôt que là. — Identité de
« plage, identité d'air, identité de ciel ; la goutte d'eau re-
« cueillie à l'Aiguillon est le ménechme de celle du Pilat ;
« celle du Moüeng, de celle de Moullau ; celle d'Eyrac, de
« celle de Bernet ; celle de Notre-Dame, de celle de l'Océan.
« Leur seule différence gît dans la température. » L'eau est, en
effet, habituellement d'une température un peu moins élevée
sur les parties de la plage qui se rapprochent de l'Océan. »

« Après avoir ainsi établi que tous les points de la grève
d'Arcachon sont également bons pour les bains, M. le docteur
Lalesque ajoute que « les algues qui couvrent presque toujours cette plage, loin d'être nuisibles, quoique fortement odorantes, peuvent, au contraire, s'employer utilement pour for-
tifier les poitrines délicates ou même déjà malades[1]. »

Il vaut mieux prendre le bain quelques instants avant la
haute mer, jamais avant huit à neuf heures du matin, ni
après cinq à six heures du soir. Sa durée oscillera entre
cinq et dix minutes selon l'affection à combattre et le tem-
pérament du malade. Très rarement deux bains par jour sont
indiqués. Le bain sera pris sans hésitation, c'est-à-dire que
l'immersion de tout le corps se fera immédiatement. Pendant
le bain, se livrer à la natation ou du moins ne pas rester
immobile. En sortant du bain, se sécher par une friction à
l'aide d'un linge rugueux. Je fais presque toujours prendre

---

1. Oscar Déjean, *Arcachon et ses environs.* Monographie historique. Bordeaux, 1867.

à mes petits malades un bain de pieds tiède, de courte durée, pendant qu'on les frictionne. On a beaucoup discuté sur cette manière de faire, les partisans et les adversaires se basant sur des faits physiologiques beaucoup plus théoriques que réels. En ce qui me concerne, je n'ai relevé à l'actif de ce procédé aucun inconvénient, et je lui reconnais l'avantage de faciliter singulièrement la réaction en ramenant un peu de chaleur. — Les très jeunes enfants, au-dessous de trois ans, ne doivent pas être baignés, à moins qu'ils n'acceptent le bain avec joie, *ce qui est la très rare exception*. Pour ces natures délicates et impressionnables la cure d'air suffira, surtout si elle s'accompagne de promenades, les pieds et les jambes nus, sur la plage, dans les flaques d'eau et sur le bord même de l'eau. On ne doit jamais faire prendre un bain au prix d'une lutte acharnée avec l'enfant. Pareille mesure n'a que des inconvénients.

Bains de mer chauds. Ils constituent un moyen très utile pour porter à son plus haut degré l'action minéralisante de l'eau de mer. Bien plus, ils ont, pour le professeur Oré, l'action stimulante et énergique des bains de mer froids.

Ils sont très utiles comme moyen de transition pour amener à l'usage du bain froid ; ou bien ils sont un moyen définitif pour les enfants jeunes, nerveux et craintifs. Dans ce cas, j'active l'action chimique des derniers bains en faisant ajouter dans l'eau un flacon d'eaux mères de Salies. Les petits malades retirent les plus grands profits de cette méthode.

CHAPITRE II

LA VILLE D'HIVER

I. **Effets du climat** : actions préservatrice, sédative locale et générale.
— II. **Effets de la forêt de pins** : immunité des résiniers contre la
tuberculose pulmonaire; leur déplorable hygiène. Effets toniques et
reconstituants; l'ozone; les substances ozonisantes; la térébenthine.
— III. **Indications du séjour** : tuberculoses éréthiques, congestives,
fébriles; bronchites chroniques, emphysémateuses; l'asthme sec,
l'asthme nerveux; la coqueluche et ses complications immédiates ou
secondaires; les pleurésies; les pneumonies et leurs reliquats; les
anémies (fièvre typhoïde, diphthérie, rhumatisme, fièvres éruptives);
les névralgies; prophylaxie infantile. — IV. **Conditions du séjour** :
état sanitaire; durée; résidence fixe; la maison; le quartier; les
ressources alimentaires : les huîtres, le lait; l'hydrothérapie; la vie
calme.

I

Effets du climat

Arcachon est une station hivernale par cette portion de la
ville connue sous le nom de *Ville d'hiver*, et qui par sa situation topographique possède des caractères tout spéciaux,
déjà signalés en partie et que nous aurons à rappeler sommairement ou à détailler.

L'étude climatologique des précédents chapitres nous
démontre que la ville réunit les conditions d'un bon refuge
climatique. Et nous entendons par *bon refuge climatique*,
non seulement celui qui préserve des intempéries incessantes,
mais qui en même temps par l'ensemble de ses phénomènes

météorologiques, par sa modalité atmosphérique, est susceptible d'entraîner la cessation, ou tout au moins l'atténuation notable d'états pathologiques déterminés.

Mais ce qu'il faut bien savoir, et ce dont le malade et sa famille doivent se pénétrer, c'est qu'il n'y a pas de climat parfait, que le climat idéal est un mythe, que pas plus à Arcachon qu'ailleurs, le soleil ne brille sans discontinuité, le printemps n'est perpétuel.

La Ville d'hiver tire ses caractères de la climatologie générale de la contrée, modifiée par quelques accidents locaux, et de la forêt de pins maritimes.

Les effets sur l'homme malade, conséquences des conditions climatologiques sont de deux ordres. Les premiers quoique d'ordre négatif, ne sont pas sans importance réelle, et ont trait à cet ensemble des conditions atmosphériques qui agit comme *agent de préservation*. Le malade qui fuit un climat inconstant, humide, variable, cherche avant tout un ciel qui le mette à l'abri de nouvelles poussées aiguës, de nouveaux accidents pulmonaires susceptibles d'augmenter en peu d'instants la gravité de son mal.

Le premier de ces éléments de préservation est la température. A ce propos il est une erreur tant médicale que populaire, d'après laquelle la puissance préservatrice d'une ville serait en raison directe de l'élévation du thermomètre. Que de malades calculent uniquement d'après la hauteur thermométrique, l'abri salutaire qu'ils trouveront dans une station ! Et les stations elles-mêmes, quels excès de zèle ne déploient-elles pas pour démontrer que leur température excède d'un degré, d'un demi-degré même, la moyenne thermique de la station voisine ou rivale ! Ne l'avons-nous pas encore vu tout récemment, et cette théorie n'a-t-elle pas été défendue au profit d'une station voisine qui ne sait pas se contenter de sa puissance médicatrice contre les rhumatismes et ses nombreux tenants! Tout cela importe peu, et le point capital de la question réside non pas dans l'élévation, mais dans l'uniformité de la température. Là est l'élément dominant. Il est aisé de comprendre du premier coup d'œil qu'un refuge d'hiver dont la moyenne hivernale est de 16 degrés par exemple, avec des variations diurnes de 7 à 8 degrés, sera bien moins efficace dans la préservation, qu'un autre peut-être très voisin, à moyenne de 10 degrés, mais n'ayant, grâce à des conditions topographiques spéciales, que des oscillations diurnes d'une amplitude bien inférieure.

Nous savons que pour Arcachon, les moyennes (dans la Ville d'hiver) sont les suivantes :

Hiver.	8° C. . .	10° C., à *midi*.
Printemps. . . .	12°,7	
Été.	18°,8	
Automne.	14°	

moyennes qui classent la station parmi les villes à *climat tempéré*. Sa proximité de l'Océan, dont elle est heureusement protégée contre les influences agressives et nocives, en fait une *station maritime*. Et nous savons que la caractéristique des climats des villes maritimes est l'égalité, l'uniformité, la constance. Notre pays se trouve sur cette large bande de territoire à l'ouest de la France qui bénéficie de ce fait invariable : uniformisation des climats par la mer. Nous avons longuement insisté sur ces divers points au chapitre : Température ; nous ferions double emploi en y revenant. Nous nous contenterons d'y renvoyer le lecteur.

Une autre circonstance relative à la préservation locale,

est déduite de la fréquence et de la violence des vents. Ils sont dangereux par le refroidissement qu'ils apportent quelle que soit leur direction et aussi par les poussières qu'ils soulèvent dans le pays à terrains arénacés. Nous n'avons nullement à redouter ici les affections catarrhales déterminées par les vents froids, car les souffles dominants qui viennent de l'ouest se sont attiédis en léchant le Gulf Stream (Voyez chapitre Vents). Grâce à leur degré d'humidité ils n'ont pas l'action desséchante des brises sèches qui accélèrent et le pouls et la respiration. Mais ajoutons, et c'est là une des caractéristiques de la Ville d'hiver, déjà signalée précédemment : les vents ne l'atteignent pas, ne bouleversent pas son atmosphère calme. Pour mieux fixer l'esprit du lecteur, nous avons dressé le profil ci-joint, montrant quelle barrière réellement efficace élèvent les dunes, les plus hautes de France, qui sont entre l'Océan et le refuge hivernal. Sur ce dessin nous n'avons pu figurer que la ligne des dunes jetées du nord au sud. Mais encore faut-il ajouter que la Ville d'hiver est bâtie sur le versant méridional d'une seconde chaîne moins élevée, courant de l'ouest à l'est, nous abritant des brises du nord, brises qui d'ailleurs avant de nous arriver se sont réchauffées l'hiver, rafraîchies l'été à la surface du Bassin.

Un autre élément de préservation réside dans l'état hygrométrique. Un climat sec est dangereux à cause de l'irritation des muqueuses respiratoires qu'il favorise et entretient ; or le degré hygrométrique de la Ville d'hiver est élevé. Les dangers possibles de cette humidité sont largement palliés, grâce à la richesse de la végétation et à l'extrême perméabilité du sol (Voyez chapitre Vapeur d'eau, Pluies). Les villes dont l'air contient de 75 à 90 pour 100 d'humidité sont dites d'une

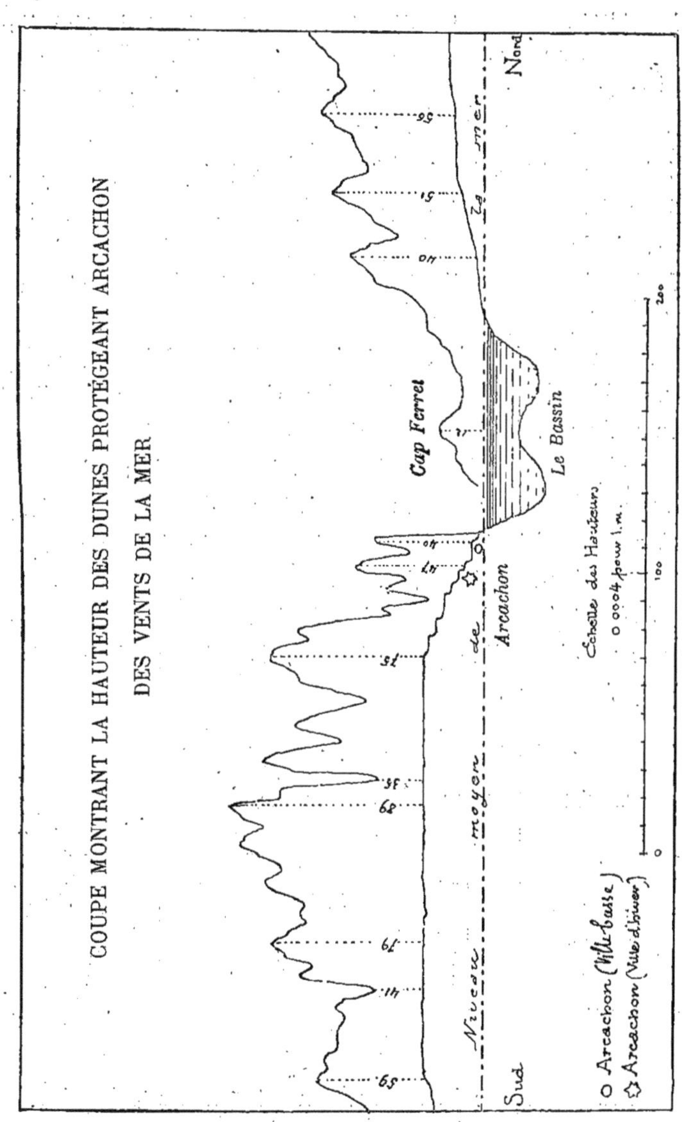

COUPE MONTRANT LA HAUTEUR DES DUNES PROTÉGEANT ARCACHON
DES VENTS DE LA MER
Cap Ferret
Le Bassin
La mer
Nord
Sud
Arcachon
Niveau moyen de ...
Echelle des Hauteurs
0.004 pour 1 m.
O Arcachon (Ville basse)
☆ Arcachon (Ville d'hiver)
0
100
200

humidité moyenne. La Ville d'hiver, est au haut de l'échelle de cette catégorie.

Ainsi nous le voyons, la ville haute présente les trois grandes conditions climatériques indispensables pour produire les effets salutaires de la préservation ; soit : 1° uniformité de la température, 2° protection contre les vents, c'est-à-dire calme de l'atmosphère, absence des poussières, 3° humidité assez élevée, palliée par d'heureuses circonstances topographiques.

De la réunion de ces trois conditions doit naître un ensemble tel que le malade puisse vivre autant que possible en plein air. La *journée médicale*, est le nombre d'heures que chaque jour le malade passe hors de chez lui, sans inconvénient aucun pour sa santé. Le nombre des journées, où cette sortie est possible, doit être assez élevé pour qu'il en soit retiré un bénéfice réel.

J'ai fait pour six années le relevé des jours où la promenade a été possible pendant les trois saisons, hiver, printemps, automne.

ANNÉE	HIVER	PRINTEMPS	AUTOMNE	TOTAL POUR LES TROIS SAISONS
1880	60 j.	71 j.	53 j.	184 j.
1881	52	79	67	198
1882	58	65	47	170
1883	51	72	62	185
1884	53	71	64	190
1885	58	66	60	184

La moyenne des jours pluvieux est pour les trois saisons de 71 jours.

La lumière pendant la journée, n'est jamais ardente, mais douce, tamisée par les aiguilles du pin.

La journée médicale dure de onze heures du matin à trois heures de l'après-midi, dans les jours les plus courts. La température commence à décliner à partir de deux heures, mais cet abaissement n'est ni sensible, ni rapide comme dans certaines stations ; si bien que très souvent, en plein cœur de l'hiver, la promenade reste encore très profitable à la plupart des malades, de trois à quatre heures. L'abaissement n'est ni subit ni rapide, parce que le rayonnement terrestre est nul, ou à peu près, grâce à la nature du sol, et que de plus la forêt de pins maintient longtemps la couche d'air sous-jacente à la même température, jouant ainsi le rôle d'une serre.

Le rôle préservatif d'un climat n'est pas sans importance ; on en peut juger par ce qui précède. Mais le malade est en droit d'exiger d'une médication autre chose que la préservation, rôle négatif. Il en attend des résultats plus tangibles, plus positifs, se manifestant et dans l'état local et dans l'état général. L'ensemble des conditions qui produisent ces résultats constitue la formule physiologique d'un climat, en un mot sa *spécialisation*. Les détails dans lesquels nous sommes entrés aux divers chapitres de la climatologie, nous permettront d'être bref ; il nous suffira de démontrer que l'action produite, sur les voies respiratoires des malades qui séjournent dans la ville d'hiver, est une *action sédative*.

Le degré hygrométrique élevé facilite notablement l'expectoration, si bien que les secousses convulsives de la toux sont moins profondes, moins longues, moins répétées. L'air humide lubrifie la muqueuse respiratoire et diminue très sensiblement les fonctions pulmonaires, prévenant ainsi les hypérémies congestives. Mais cette atténuation de la petite circulation n'a-t-elle pas pour conséquence de diminuer parallèlement les fonctions hématosiques? Cette crainte est mal fondée, grâce à l'altitude. La pression barométrique dessine plus nettement encore cette action sédative locale, dont nous nous occupons. Par son influence le malade se trouve placé dans un milieu tel, qu'il absorbe la plus grande quantité d'air possible sous le plus petit volume inspirable, et dans ce volume minimum, l'oxygène atteint en poids son chiffre maximum. Il en résulte un ralentissement marqué dans le nombre des mouvements respiratoires. Ajoutons que les effets de la pression dans les échanges gazeux sont salutaires en ce sens que ces échanges sont d'autant plus rapides que la pression est plus forte (Voyez chapitre Altitude). La double conséquence de tous ces faits est le calme apporté à la respiration et à la circulation pulmonaires des malades chez lesquels l'hématose se faisant mal en conséquence de lésions plus ou moins étendues, l'augmentation de la fréquence respiratoire cherchait à suppléer à l'insuffisance physiologique. Ce ralentissement ou tout au moins cette modération de la circulation locale fait que, malgré l'augmentation de l'oxygène absorbé et l'augmentation de l'hématose, les fluxions congestives sont diminuées, supprimées. C'est là un des caractères dominants de notre station d'hiver.

Quant aux effets généraux, ils sont de même ordre, ils affirment encore la spécialisation sédative de notre climat. Les sueurs nocturnes, l'exagération des fonctions de la peau, sont supprimées, tandis que la sécrétion urinaire s'accentue, précieux avantage qui met l'économie à l'abri de l'accumulation dans le sang, de l'urée et de ses dérivés. La circulation générale se calme, la fièvre diminue ou disparaît, suivant

LA VILLE D'HIVER (1886). Quartier le plus rapproché du bassin.

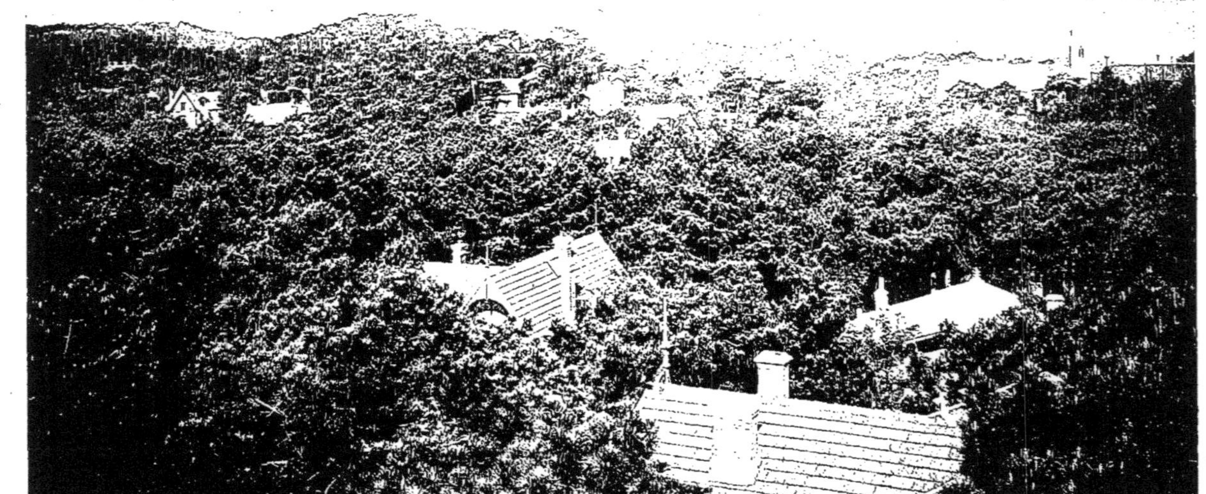

Les pins sont en pleine floraison. On voit à l'extrémité des branches supérieures les cônes jaunâtres qui représentent les fleurs femelles. Quelques villas émergent au-dessus des arbres. A l'horizon, entre le Bassin et l'Atlantique, hautes dunes couvertes de forêts qui forment un premier rempart contre les violences des vents d'ouest.

son intensité primordiale et ses causes productrices. Le système nerveux central témoigne de cette sédation : toute excitation maladive ou accidentelle se trouve rapidement calmée. Les malades, les bien portants, éprouvent dès les premiers jours de leur installation dans la forêt, un sentiment de lassitude, une torpeur intellectuelle, pénible pour ceux-ci, agréable et salutaire pour ceux-là. La plus haute et la plus constante expression de cette sédation réside dans le retour du sommeil chez les malades qui depuis longtemps l'avaient perdu. Le système nerveux périphérique n'est pas moins influencé par notre atmosphère, et les douleurs névralgiques s'atténuent, lorsqu'elles ne disparaissent pas.

II

Effets de la forêt de pins.

En dehors de tous ces phénomènes qui sont sous la dépendance directe des conditions climatologiques, il en est d'autres, dus exclusivement au séjour des malades en pleine forêt de pins maritimes. La photographie ci-jointe donne une idée de ce séjour. On voit les sommets des plus hautes villas crever le dôme d'une forêt qui s'étend sans interruption pendant d'interminables kilomètres. Cette vue représente avec intention la partie de la Ville d'hiver la plus rapprochée du bassin. On se rend ainsi un compte exact de la protection que le quartier ouest trouve encore contre l'air du bassin, par un épais rideau d'arbres, et de l'océan, par une ligne de dunes. C'est grâce à l'atmosphère forestière que les effets sédatifs du climat ne deviennent pas délibitants, et qu'en parallèle il se produit des effets *fortifiants* ou *toniques*.

Les conditions climatériques, causes de l'action sédative, ne sont d'ailleurs pas un obstacle à cet effet tonique, qui amène la restauration de l'état constitutionnel. « La condition climatérique prépondérante est ici le degré de la moyenne thermométrique : moins elle est élevée, plus l'action reconstituante est certaine et rapide; et si avec cette moyenne faible coïncident des caractères de pureté et de tranquillité atmosphériques, qui rapprochent le climat, à l'altitude près, du climat de montagne, cet ensemble est le meilleur qui puisse être souhaité, quant aux effets constitutionnels[1]. » Cette moyenne tempérée, nous l'avons; la pureté de l'air n'est pas contestable, la tranquillité atmosphérique est très satisfaisante (je parle de la Ville d'hiver bien entendu).

Mais revenons à la forêt, qui est l'agent principal de cette médication tonique et reconstituante et dissipons quelques doutes, quelques erreurs. On sait que la température d'un sol boisé est inférieure de plusieurs degrés à celle des environs non boisés, et que les forêts sont humides. A Arcachon nous n'avons rien de semblable, grâce à la perméabilité du sol, grâce à ce que les sapins absorbent plus l'humidité de l'atmosphère que tout autre arbre, et que les cimes de ces arbres ne sont pas tellement rapprochées que le soleil n'y puisse pénétrer. Les bois de sapins font office de serre chaude. Tandis que d'ordinaire on est pénétré par une sensation de froid humide lorsqu'on arrive dans une forêt, c'est une sensation de douce chaleur tiède que l'on ressent en s'enfonçant dans les pins. Ce rôle des forêts de sapins dans la conservation du calorique se rencontre dans tous les climats. Ainsi le docteur Webber[2] nous dit : « En Angleterre

1. Jaccoud, *Loc. cit.*
2. Dr Hermann Weber, *Climatothérapie*. Paris, 1886.

nous avons eu plusieurs fois l'occasion de constater que des arbustes exotiques, plantés au-dessous des sapinières, étaient épargnés par les froids, tandis que les mêmes arbustes sur un versant sans abri, étaient gelés. Nous nous expliquerons ce phénomène par la raison que le courant froid qui descendait de la colline pendant la nuit était retenu ou tempéré par la forêt de sapins, tandis que le versant nu de la colline ne possédait aucun abri. »

Ainsi donc les inconvénients possibles d'une forêt, relatifs à l'abaissement de la température, à l'humidité, ne sont nullement à redouter, et les malades retirent un grand bénéfice de leur séjour dans la forêt de pins, non point seulement parce que la forêt brise et atténue les vents de l'ouest, uniformise les températures diurnes et nocturnes, fait disparaître la trop grande humidité de l'air, mais aussi et surtout parce qu'elle détermine l'effet le plus puissant que l'on puisse demander à un climat : la restauration de l'état constitutionnel. L'effet tonique du séjour dans la Ville d'hiver est le résultat direct de la forêt de pins, c'est là le *caractère spécial* de cette forêt.

Ce n'est pas d'hier que l'on connaît les effets salutaires des bois de pins sur les affections des voies respiratoires. Et si l'immunité des habitants contre la tuberculose pulmonaire pouvait augmenter la valeur climatothérapique d'une ville, nous pourrions rappeler ce qu'ont dit le docteur Hameau père, et le docteur A. Lalesque de l'extrême rareté de la phthisie pulmonaire dans notre pays. Ce dernier ne l'a constatée que trois fois, sur à peu près douze cents malades. Et cependant, à l'époque dont nous parlons (1835), quelle triste existence était celle du résinier, et que de conditions favorables sa déplorable hygiène créait à l'éclosion de la

tuberculose ! « On appelle résiniers, des hommes qui sont
commis à l'exploitation des pins. Ces individus habitent
constamment les bois, ils se logent dans de chétives cabanes
en planches, couchent sur la dure, ne mangent que du pain
noir ou du seigle, du lard, des poissons fumés et salés, des
sardines de Galice, et ne boivent que de l'eau, la plupart du
temps d'assez mauvaise qualité : elle a le goût, disent-ils, de
la racine de pin. Tous les huit jours, ces hommes sortent des
bois pour venir passer le dimanche à la Teste au sein de
leur famille. Il est assez commun que ce jour-là soit un
jour de profusion. Après la parcimonie la plus dure observée
toute la semaine, ils font alors des excès qui vont jusqu'à la
débauche. Aussi mal vêtus que mal nourris, ces individus
ne se déshabillent jamais pour se mettre au lit que forme un
grabat des plus durs et des plus rustiquement construits.
Commençant leur ouvrage avant le lever du soleil, ils vont
chaque jour nu-pieds, à travers la rosée dont sont couverts
les herbes et les épais buissons de la forêt, suivant des
sentiers pratiqués par eux seuls pour aller à chaque pin
qui, pour fournir du produit, a besoin de quelque opération
du ressort de leur industrie. Une fois que le soleil a fourni
la moitié de sa course, ils rentrent pour apprêter et prendre
leur maigre repas, et s'éloignent immédiatement après qu'ils
l'ont pris pour recommencer leurs travaux jusqu'à ce que le
jour expiré ne leur permette plus de les continuer. Après
cette description de leurs pénibles labeurs et leur pitoyable
alimentation, on ne sera pas surpris de les retrouver généralement pâles, hâlés, maigres, terreux, presque imberbes,
petits et débilités, porter de bonne heure tous les signes d'une
vieillesse précoce et présenter un sang épais, rare et d'une
couleur très foncée. Néanmoins dans cette classe la régéné-

ration croît d'une manière sensible : elle est de trois enfants 0,52 par ménage[1]. » Peut-être cette puissance de reproduction supérieure aux tribus d'alors (bourgeois, marins, résiniers), est-elle la confirmation des vertus spéciales que Dioscoride attribuait au fruit du térébenthin.

L'immunité bien constatée de cette race si débile relevait de son existence passée tout entière au sein des émanations résineuses. Dans la forêt chaque arbre est entaillé au flanc, et de cette plaie béante s'écoule la résine qui sature l'atmosphère de ses vapeurs balsamiques et de ses principes térébenthinés. Les effets de la térébenthine dans le traitement des affections respiratoires sont trop connus et trop étalés dans les prospectus de toute sorte pour que j'entre à ce sujet dans de long détails. Les grands cliniciens tels que Stokes, Graves, Trousseau et Pidoux l'ont employée dans les affections broncho-pulmonaires, catarrhes, bronchites fétides, gangreneuses. De toutes les préparations, la plus importante, l'huile essentielle de térébenthine, ne peut être administrée à cause de ses effets désastreux sur les voies digestives. Mais placer le malade au sein d'une atmosphère imprégnée d'émanations balsamiques, n'est-ce pas lui permettre d'inspirer les principes volatils de la térébenthine, sans danger pour ses voies digestives et avec avantage pour ses voies respiratoires? Cela est si vrai que beaucoup de médecins ont fait et font encore dans les appartements de leurs malades, des atmosphères résineuses artificielles. Tout le monde connaît la *goudronnière!* Ici rien d'artificiel, c'est la nature qui enveloppe le malade d'une atmosphère particulière.

Ce n'est là pas encore selon nous le côté le plus important

1. Dr Lalesque, *Topographie médicale, etc., etc. Loc. cit.*

de la question. L'influence prépondérante de la térébenthine
résulte surtout de l'action qu'elle exerce sur l'oxygène
atmosphérique en le transformant en ozone. L'ozone a été
découvert par Schönbein, qui démontrait que l'agitation de
la térébenthine au contact de l'oxygène de l'air ozonise ce
gaz. Aujourd'hui, nous le savons, l'ozone est en plus grande
abondance dans l'air des forêts que dans les lieux découverts.
Les bois de pins sont particulièrement privilégiés sous ce
rapport. Et d'après les observations faites par les soins de la
Société scientifique, il résulte que le « papier de Bérigny
atteint dans la forêt d'Arcachon, après quelques heures d'exposition seulement, son plus haut degré de coloration, ce qui
a démontré à plusieurs reprises la quantité d'ozone considérable que son air résineux contient[1]. »

Un air qui contient beaucoup d'ozone, est un air pur, car
ce gaz détruit les miasmes. Aussi ne le trouve-t-on pas au
voisinage des matières en putréfaction, ni dans les salles
d'hôpital. Sa surabondance dans une atmosphère implique
bien qu'en outre de la quantité exigée pour détruire tous
les miasmes, il en reste encore à l'état libre. La pureté de
l'atmosphère des bois de pins ne saurait donc laisser aucun
doute.

En outre de ces propriétés désinfectantes, l'ozone possède
une puissance d'oxydation bien supérieure à celle de l'oxygène ordinaire. Et s'il est un fait indiscutable, c'est l'oxydation favorisée par l'humidité : condition réalisée dans notre
climat. Cette puissance oxydante de l'ozone ne reste pas
limitée aux faits étrangers à l'existence végétative des hommes, et ce gaz exerce son action sur les combustions orga-

---

1. A. Rotureau, *Arcachon* in Dict. Encycl. des Sc. méd.

niques, intra-cellulaires. De toutes les propriétés physiologiques qui le concernent, une seule est à retenir, c'est le
pouvoir des globules rouges de faire passer l'oxygène à l'état
d'ozone.

Ce pouvoir des globules sanguins avait fait naître l'idée
d'administrer l'ozone aux phthisiques, aux scrofuleux, à tous
les malades chez lesquels la combustion normale se fait
incomplètement. Mais en pratique il est impossible de faire
pénétrer l'ozone dans le torrent circulatoire, sous quelque
forme que ce soit, quelque procédé que l'on emploie. « Ce
gaz est instable, difficile à produire, plus difficile encore à
administrer ; il ne peut être utilisé en thérapeutique qu'à
condition de le faire naître dans l'organisme même où il
doit exercer son action[1]. » Le meilleur moyen de l'utiliser
est d'employer des substances ozonisantes telles que la térébenthine.

Voilà l'origine, le point de départ de la méthode récemment mise en vigueur, avec tant de succès pour les docteurs
Brémond et Gouël. Faisant absorber par la peau l'huile essentielle de térébenthine, elle arrive sans préjudice pour les
fonctions digestives dans le torrent circulatoire, où elle
transforme l'oxygène du sang en ozone.

Peut-être, dans notre forêt, n'est-ce pas l'ozone libre qui
pénètre dans le torrent circulatoire pour y parfaire les combustions, et ce, parce que déjà sur les muqueuses malades,
ce gaz doit trouver des corps avec lesquels il se combine,
perdant ainsi son caractère actif.

Mais les émanations de térébenthine absorbées pendant la
respiration apportent au sang une quantité suffisante de

1. Ernest Brémond et Gouël, *Traitement de la phthisie pulmonaire par
l'huile essentielle de térébenthine.* G. Masson, 1886.

substances ozonisantes pour produire l'ozone, au contact des globules sanguins. C'est par là que s'expliquent ces modifications constitutionnelles observées chez les malades qui fréquentent notre forêt. Aux combustions languissantes, incomplètes, succèdent des combustions actives, complètes, qui transforment les tissus directement par action biologique, indirectement par le retour intégral des fonctions digestives. Enfin l'ozonisation nous explique encore le retour du sommeil, le calme des phénomènes nerveux si caractéristiques de notre forêt : l'action hypnotique, tout au moins calmante de l'ozone, sur le système nerveux ayant été démontrée par Binz.

III

Indications du séjour

De toutes les maladies, celles des voies respiratoires bénéficient le plus d'une cure dans la Ville d'hiver, et de toutes les formes cliniques de la *tuberculose*, celle qui trouve son indication climatothérapique la plus nette à Arcachon, est la forme éréthique. « Parmi les phthisiques ou ceux qui sont disposés à le devenir, vous trouverez des sujets nerveux, excitables, chez lesquels il y a à la fois déviation et exagération de l'action vitale ou du moins qui réagissent avec une extrême vivacité. Dès le début de la maladie, chez ceux-là il y a tendance à la fièvre. Un climat très chaud, un air très vif leur seraient certainement nuisibles ; choisissez un air tempéré, un air doux, tranquille, plutôt mou que sec » (Guéneau de Mussy). Toute phthisie à caractères congestifs, celle des rhumatisants, trouvera dans les effets sédatifs de notre forêt de réelles chances de curabilité. La fièvre y sera atténuée, éteinte, les poussées congestives supprimées. Par contre, l'air sédatif de la forêt ne convient pas aux phthisies torpides. C'est là une observation exacte, amplement démontrée dans le travail du docteur Hameau[1].

Les bronchites chroniques, non spécifiques, avec emphysème, sont rapidement améliorées, surtout si l'expectoration à laquelle elles donnent lieu est peu abondante.

Beaucoup d'*asthmatiques* trouvent dans la forêt le calme respiratoire, la disparition de la dyspnée, le retour du sommeil. L'asthme à sécrétion rare est la forme qui bénéficie le plus d'une cure dans l'air balsamique des pins, de même l'asthme nerveux. Le grand financier auquel nous devons la Ville d'hiver et tant d'autres bienfaits, ne respirait à l'aise que dans notre forêt et ne pouvait dormir au lit que dans sa villa d'Arcachon.

La *coqueluche* s'améliore vite et guérit radicalement dans la forêt. J'en ai eu dans ma clientèle des exemples nombreux et frappants. Si j'avais à les citer ici, ils m'entraîneraient trop loin ; qu'il me soit du moins permis de faire allusion au cas d'un jeune garçon qui m'avait été confié par le docteur Millard. Cet enfant, atteint de coqueluche grave avec complications broncho-pulmonaires simulant la phthisie caverneuse, donnant lieu à une fièvre matinale de 39,°5 à 40° C., avec surexcitation nerveuse inquiétante, vomissements incessants, insomnies, fut manifestement amélioré après la première semaine de son séjour, semaine passée tout entière de 10 heures du matin à 4 heures du soir (on était en mars) en plein air, en plein soleil, le lit étant placé sur le balcon de la chambre. La guérison ne tarda pas à être com-

1. Dr G. Hameau, *Influence du climat d'Arcachon dans quelques maladies de la poitrine.* Société de médecine de Bordeaux, 1866.

plète. Deux autres enfants, les deux frères, m'avaient été adressés, par le docteur Labadie-Lagrave ; leurs quintes déterminaient chaque jour un ou deux spasmes de la glotte, allant jusqu'aux accidents convulsifs de l'asphyxie.

Un de leurs frères venait de succomber à cette terrible complication. Dès le troisième jour chez l'un, le cinquième, chez l'autre, la violence du spasme était amoindrie, et le onzième, aucun des deux enfants ne présentait plus traces de ces accidents.

Pour ce qui a trait à la coqueluche, j'ajouterai que je n'ai pas vu un seul enfant ne pas guérir de ces menaces d'accidents pulmonaires, qui se prolongent si longtemps encore après les accès de toux convulsive, donnant lieu à de la fièvre, à de l'amaigrissement à des signes stéthoscopiques souvent inquiétants. J'en ai en ce moment même un remarquable exemple sous les yeux, chez une petite Espagnole envoyée de Paris par le docteur Jules Simon et par mon camarade d'études et ami le docteur Valmont. Sous l'influence du séjour en pleine forêt, les accès fébriles (40°), la toux, l'amaigrissement ont fait place au retour de l'appétit, à l'embonpoint, au calme circulatoire et respiratoire le plus complet. Dans la coqueluche, ma thérapeutique au point de vue des médicaments est aussi restreinte, aussi anodine que possible. Mais j'interdis de la manière la plus absolue les abords de la plage tant que l'enfant tousse. Il ne doit pas quitter l'atmosphère tiède et sédative des pins. Lorsque la fièvre a disparu, que la toux est nulle, ou peu s'en faut, alors, mais seulement alors, je permets une heure de plage en hiver, deux en été ou au printemps, par les temps d'un calme absolu, aucune ride ne troublant la surface de l'eau.

Malgré la présence parfois nombreuse d'enfants atteints de coqueluche, venant chercher la santé dans notre station, ni mes confrères ni moi n'avons observé, dans la forêt, la propagation du mal sous forme épidémique. Ces coqueluches s'éteignent sans former de foyers de propagation.

Les affections de la plèvre, de quelque nature qu'elles soient, sont justiciables d'une cure dans les pins maritimes, qu'il s'agisse de modifier l'état local, ou que l'on cherche à réparer les désordres survenus dans l'état général. Tous les hivernants de 1884-85 se souviendront longtemps de cette jeune malade venue des environs de Saint-Omer, mourante, les jambes enflées jusqu'au-dessus des genoux, avec fièvre hectique intense qu'accompagnaient des vomissements incessants, une diarrhée fétide, et qui, la plèvre gauche pleine de pus, avait chaque jour deux ou trois vomiques gangreneuses. Cette pleurésie purulente due à des accidents puerpéraux et que compliquait une abondante albuminurie conséquence directe d'une suppuration prolongée, ne tarda pas à s'améliorer sous la double influence de la médication alcoolique et de la vie en plein air, les fenêtres de la chambre restant ouvertes toute la journée. La guérison, complète lorsque la malade quitta Arcachon, ne s'est pas démentie depuis.

Certaines *cardiopathies* se trouveront bien d'un séjour de quelques mois ici, de même que bon nombre d'*affections du système cérébro-spinal* soit primitives, soit consécutives à d'autres troubles pathologiques. Dans cet ordre d'idées, je signalerai l'épuisement intellectuel, qui résulte d'un excès de travail, ou de maladies aiguës graves. Les *névralgies*, d'origine purement nerveuse, se trouvent bien de notre climat humide, tempéré.

Telles sont les indications principales d'une cure dans la

Ville d'hiver. Mais d'autres maladies sont justiciables d'un séjour dans la forêt, soit comme prophylaxie, soit comme réparation de désordres généraux. Dans cette dernière catégorie entrent les anémies profondes qui succèdent aux maladies graves, telles que la fièvre typhoïde, la diphthérie, les rhumatismes, les fièvres éruptives. Parmi les convalescences que peut activer une cure dans notre refuge, nous citerons encore les affections pleuro-pulmonaires, à reliquats plus ou moins étendus.

L'action prophylactique de notre climat est réelle. Elle résulte des effets de préservation, de sédation, et de réparation qui caractérisent notre station. Il est inutile d'insister plus longtemps sur ce point. Mais je signalerai cette action prophylactique comme manifeste, active surtout chez les enfants. Arrivés dans la forêt maigres, chétifs, pâles, souffreteux, ils en repartent robustes et colorés.

IV

Conditions du séjour

Une station fût-elle encore plus parfaite quant à son climat, doit être abandonnée, si l'état sanitaire de la contrée est mauvais. Nous avons trop longuement étudié cette question au chapitre « Sol, Impaludisme », pour avoir à y revenir. Contentons-nous de savoir que ni la malaria, ni la diphthérie, ni la fièvre typhoïde ne sont endémiques, que la Ville d'hiver, a toujours présenté une immunité parfaite contre toutes les maladies contagieuses; on ne peut trouver un état sanitaire meilleur, plus constant que dans la forêt.

La *durée du séjour* doit être aussi longue que possible.

C'est une déplorable méthode que de faire déplacer les malades, tous les trois mois, pour courir de ville en ville. A moins d'indications spéciales et rares, ces pérégrinations doivent être évitées. Car pas plus ici que dans les autres stations, le climat n'amène la guérison en quelques mois ou en quelques semaines, comme ont une tendance trop marquée à le croire le malade et son entourage. Il est nécessaire d'expérimenter quelque temps, et si l'adaptation du climat au malade est démontrée, « s'y tenir imperturbablement aussi longtemps qu'il est possible, voilà le moyen d'obtenir dans leur plénitude, les effets salutaires que cette résidence peut produire. Cette loi, qui est mienne, est une révolution complète en climatothérapie, et pourtant quoi de plus rationnel, de plus simple, je dirai presque de plus élémentaire? Ici, c'est le climat qui est le remède; s'il est bon, pourquoi le changer? N'est-ce pas un non-sens? » (Jaccoud.) La durée du séjour doit être de sept mois, des premiers jours de novembre à la fin mai. Pour beaucoup de phthisiques, Arcachon devrait devenir une *résidence fixe*, jusqu'à complète guérison : les conditions climatériques de la station le permettent. L'été n'y est pas trop chaud, et les oscillations d'une saison à l'autre ne sont ni brusques, ni très étendues. Cette fixité de la résidence sera surtout profitable aux malades des contrées septentrionales de l'Europe (Anglais, Hollandais, Belges). D'ailleurs l'expérience confirme notre interprétation sur la résidence fixe. Les Anglais qui habitent définitivement la Ville d'hiver, en état de bonne santé, après s'y être réfugiés gravement compromis, sont nombreux. C'est plus particulièrement lorsqu'il s'agit de prophylaxie que la résidence doit être fixe et durer au minimum un an.

Comme le malade ne doit sortir ni le matin ni le soir,

qu'il lui faut garder l'appartement aux jours de pluie ou de vent, il est très important de s'installer dans des conditions favorables, d'habiter une *maison* présentant certaines conditions hygiéniques déterminées. Il ne faut pas oublier que chaque hiver, il peut y avoir quelques jours rigoureux, dont le malade doit se préserver par une habitation chaude. Au début de la Ville d'hiver, les villas étaient trop légèrement construites. Le docteur G. Hameau signalait cette erreur hygiénique, qui ne s'est pas perpétuée, mais qui n'a pas non plus été complètement déracinée. Quelques villas, même parmi les nouvelles, ont des murs d'une trop faible épaisseur, ne préservant pas des intempéries extérieures, et ne permettant pas de réchauffer les appartements d'une façon suffisante et constante. C'est là l'exception, à vrai dire. Elle disparaîtra si les médecins s'imposent le devoir de signaler à leurs clients ces habitations insuffisantes.

L'orientation de la maison est à prendre en considération. De toutes, la meilleure est celle qui permet de recevoir le soleil sous trois côtés : Est, Sud, Ouest. L'exposition en plein midi est moins avantageuse, car il se produit entre les pièces exposées au Sud, et les pièces du Nord une différence de température beaucoup plus marquée. Dans la Ville d'hiver, toute villa est isolée, séparée de la voisine, bâtie au milieu d'un jardin toujours vert. Chaque maison a quatre façades, percées d'ouvertures, aussi est-il facile de trouver des appartements recevant le soleil sous trois côtés. De cette façon le malade peut, sans quitter son jardin suivant le côté où il se place, trouver toujours du soleil et de l'abri en hiver, et de l'ombre en été. C'est là une disposition peu commune dans les refuges d'hiver, et dont l'importance n'échappe à personne. Le malade devra occuper au premier, s'il est possible,

la plus vaste pièce, dût-on transformer un salon en chambre
à coucher ; sa chambre recevra le soleil par de larges ouvertures à l'Est et au Sud. Il couchera seul dans l'appartement,
afin d'avoir à sa disposition le plus grand nombre de mètres
cubes possible d'air pur. Le chauffage établira un courant
d'air, et maintiendra pendant la nuit une température constante. Il vaut mieux brûler du bois que du charbon. Enfin,
pour terminer ce qui a trait à l'hygiène de la chambre du
malade, recommandons l'usage du crachoir en porcelaine,
dans lequel on versera matin et soir, plus souvent si la nécessité l'impose, une solution de sublimé au millième, aro-
matisée d'eucalyptus. Le crachoir sera lavé à l'eau bouillante
au moins deux fois par 24 heures.

Si le choix de la villa a quelque importance, le choix du
quartier en a une bien plus réelle. Ainsi ne trouve-t-on pas
des villas situées les unes en pleine forêt, sur le versant méridional de la dune, les autres dressées sur la crête de cette
même dune, exposées à une influence marine plus directe,
et moins abritées ? On comprend bien que l'habitation dans
l'un ou dans l'autre de ces quartiers ne peut convenir aux
mêmes malades. Les nerveux s'abriteront, les torpides devront
subir l'action de l'air marin.

Toutes ces questions de détail sont importantes, et combien les malades ont tort de se loger au gré de leurs désirs,
sans s'inquiéter des conditions topographiques ! Le médecin
devrait toujours être consulté.

Les *ressources alimentaires* ne laissent pas grand'chose à
désirer. Un inspecteur surveille la qualité des viandes, légumes et denrées diverses. La construction prochaine de
l'abattoir facilitera davantage encore l'inspection des viandes.
J'appelle l'attention sur trois points particuliers à notre sta-

tion : le lait, les huîtres, les poissons. Chaque jour le marché est approvisionné de poissons ; les plus communs, comme aussi ceux qui conviennent le mieux aux malades, sont les soles, les rougets. Les huîtres sont en abondance, et peuvent jouer le rôle d'un médicament de premier ordre. Leur usage alimentaire ainsi que celui des coquillages de mer, est un moyen commode et facilement accepté de faire pénétrer dans l'économie l'iode et le chlorure de sodium sous une forme assimilable. Telle est d'ailleurs l'opinion de J. Rochard et de Fonssagrives. Ce dernier dit : « On ne saurait contester que la digestion des huîtres est singulièrement facile, et qu'elles stimulent les estomacs paresseux en leur présentant sous une forme très favorable de fortes doses de ce sel marin sans lequel l'appétit et la nutrition languissent. N'est-il pas permis de croire aussi que ces mollusques vivant dans un milieu très riche en iode, emmagasinent ce produit et le communiquent aux organismes qu'ils alimentent, sans leur faire courir le moins du monde le risque de cet iodisme constitutionnel que les gastronomes de profession affrontent tous les jours impunément en dégustant les produits savoureux des parcs d'Ostende et de Marennes? J'ai l'habitude pour mon compte de recommander l'usage des huîtres aux enfants faibles, lymphatiques, à chairs molles, et de leur faire boire une assez grande quantité du liquide qu'elles répandent au moment où on les ouvre, et je me crois fondé par l'expérience à accorder à ce moyen une action très favorable contre les diverses manifestations du lymphatisme[1]. »

Enfin on sait le rôle prépondérant pris en thérapeutique

---

1. Fonssagrives, *Hygiène alimentaire des malades, des convalescents et des valétudinaires, ou du Régime envisagé comme moyen thérapeutique.* Paris, 1886.

par le lait. On en trouve chez nous d'excellent, avec quelques caractères particuliers inhérents à la contrée.

Notre excellent ami M. Bénazet, médecin-vétérinaire-inspecteur, a publié à ce sujet une série d'études auxquelles j'emprunte les détails qui vont suivre[1]. « Il y a des aromes agréables éliminés par le lait ; c'est le fait existant pour celui se vendant à Arcachon. En effet, les troupeaux de vaches de nos contrées ont leur dépaissance dans nos landes, nos forêts, où fourmillent en grande quantité des plantes très aromatiques. De plus leur nourriture se trouve souvent variée par un séjour souvent répété sur nos prés salés où végètent en abondance, la salicorne, des plantes marines de toutes sortes, herbes riches en principes salins et iodés. Eh bien ! ce lait de pareille provenance est exquis, très riche en globules, butyreux, laissant après sa dégustation le parfum le plus recherché. Dans les communes limitrophes de notre bassin c'est un usage que j'appellerai sagace, de mener ainsi les troupeaux se nourrir de végétaux si riches en chlorure de sodium.

« Et si mes données médicales ne me font pas défaut, je crois qu'un pareil lait peut rendre de grands services dans la thérapeutique appliquée aux malades, atteints de phthisie commençante.

A propos des supercheries employées pour falsifier le lait, M. Benazet dit : « Ces falsifications, du ressort d'une inspection, demanderaient trop de considérations pour le sujet que je me suis tracé. Qu'il me suffise de répéter qu'ainsi frelaté, il a perdu sa couleur blanc-jaunâtre ; il est bleuâtre, sa saveur et son goût sont peu prononcés ; à ces signes, on reconnaît un

1. A. Bénazet, vétérinaire inspecteur, *Coup d'œil général sur le lait et sur celui consommé dans la ville d'Arcachon*. In *Avenir d'Arcachon*, mars 1885.

lait inférieur. On y ajoute aussi des principes amylacés, de la dextrine, de la gomme arabique, de la chaux. Certains réactifs décèlent cette fraude. Parfois même de la substance cérébrale y est ajoutée. C'est le microscope qui devient l'instrument divulgateur. Depuis que j'ai l'honneur de m'occuper de l'inspection du lait, je dois déclarer, à la louange des industriels, que je n'ai jamais rien trouvé des substances énoncées. Une certaine partie est vendue écrémée à un prix inférieur, état qui ne peut être défendu; c'est au consommateur à choisir. »

« En somme la ville d'Arcachon, depuis mon entrée en fonction, est assez bien servie. »

J'ajoute, pour l'hygiène du malade, que s'il n'est pas sûr de la provenance du lait, il ne doit jamais le boire avant de l'avoir fait bouillir. Aujourd'hui, il y a des raisons sérieuses pour admettre la transmissibilité de la tuberculose par l'ingestion, soit de viandes tuberculeuses, soit du lait provenant de vaches atteintes de la pommelière. Il ne serait même pas nécessaire que la tuberculisation fût arrivée jusqu'à la glande mammaire pour que le lait suspect puisse être l'agent de la transmission. Par l'ébullition, on a chances de détruire soit les bacilles de Koch, soit le virus, non encore déterminé, qui, quelque théorie qu'on adopte, sont les agents directs de la tuberculisation.

Les *ressources thérapeutiques* doivent entrer en ligne de compte pour l'appréciation d'une station. Il ne s'agit point là et de bons médecins et de bonnes pharmacies, mais de la possibilité de certaines cures, les cures de lait plus particulièrement. De plus, le malade doit trouver un établissement hydrothérapique complet avec modification possible de la température de l'eau. Rien de semblable n'existait dans la

Ville d'hiver. C'était une lacune regrettable qui vient d'être comblée sur nos conseils. Nos hôtes d'hiver trouveront à leur portée dans la Forêt une installation confortable qui mettra à leur disposition cette puissance médicatrice : la douche ! Tout a été ménagé en vue de l'hydrothérapie faite en plein hiver.

La vie des malades à Arcachon est calme, extrêmement calme même. Beaucoup s'en plaignent, les médecins doivent s'en applaudir. L'absence des spectacles est surtout une excellente chose qui met les hivernants à l'abri des graves dangers de l'air confiné et surchauffé, aussi bien que du passage d'une salle très chaude dans l'atmosphère froide de la nuit, etc., etc. Mais pendant le jour, il y a beaucoup à faire pour nos hôtes et nous espérons qu'avant longtemps ils trouveront le moyen de tromper, aux heures de la promenade, les ennuis d'une existence monotone, surtout pour ceux qui ne vivent pas en famille.

TABLE DES MATIÈRES

DEUXIÈME PARTIE

Climatologie.

TROISIÈME PARTIE
Topographie spéciale.

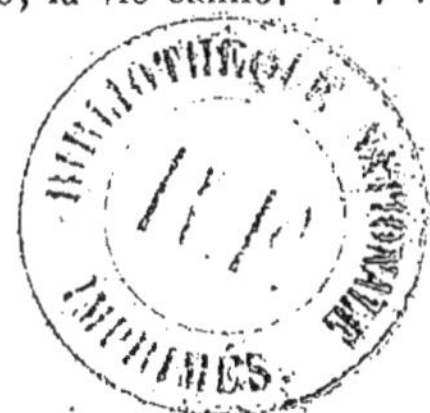

14485. — Imprimerie A. Lahure, rue de Fleurus, 9, à Paris.

CARTE DU LAC DE CAZAUX

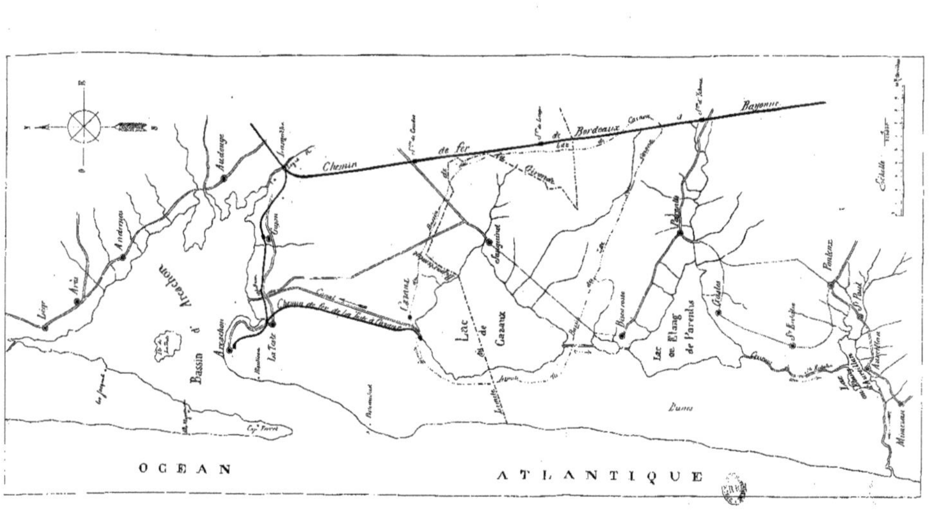

Bassin d'Arcachon
OCEAN
ATLANTIQUE
Audenge
Andernos
Ares
Lège
Lanquette
Gujan
Chemin de fer
Chemin
Arcachon
La Teste
Moulleau
Cap Ferret
Île de Lahillon
Canal
Chemin de fer de la Teste à Cazaux
Parentement
Cazaux
Lac de Cazaux
Dunes
Sanguinet
Biscarrosse
Lac ou Etang de Parentis
Parentis
Gastes
St Eulalie
de Bordeaux
Cazaux
Bayonne
Échelle

BIBLIOTHEQUE NATIONALE DE FRANCE
3 7531 00263872 5